Oorja Nanda
Preeti Mishra
Vineeta Nikhil

Tratamento de canais calcificados

Oorja Nanda
Preeti Mishra
Vineeta Nikhil

Tratamento de canais calcificados

ScienciaScripts

This book is a translation from the original published under ISBN 978-620-7-64030-0.

Publisher:
Sciencia Scripts
is a trademark of
Dodo Books Indian Ocean Ltd. and OmniScriptum S.R.L publishing group

120 High Road, East Finchley, London, N2 9ED, United Kingdom
Str. Armeneasca 28/1, office 1, Chisinau MD-2012, Republic of Moldova, Europe
Printed at: see last page
ISBN: 978-620-8-19753-7

ÍNDICE DE CONTEÚDOS

<u>INTRODUÇÃO</u>

Os traumatismos dentários são lesões dos dentes, do periodonto e dos tecidos moles circundantes. São bastante comuns em medicina dentária, representando 5% de todas as lesões traumáticas. As crianças e os adolescentes sofrem traumatismos dentários ligeiros ou graves devido a várias causas, tais como brincadeiras inseguras em parques infantis, acidentes nas escolas, acidentes de viação ou violência. De acordo com Andersson,[1] a prevalência de traumatismos dentários (TDIs) em crianças e adolescentes é de aproximadamente 20% e varia pouco. Petti *et al*[2] verificaram que as lesões dentárias traumáticas ocorrem tanto na dentição decídua como na permanente, embora a prevalência na dentição decídua seja mais elevada. A prevalência difere com a idade e o sexo, com um rácio global entre homens e mulheres de 1,43, sugerindo que os homens são mais propensos a desenvolver TDI do que as mulheres. O traumatismo dentário pode manifestar-se de diferentes formas, variando de ligeiro a grave, dependendo da extensão e da natureza da lesão. De acordo com a literatura, 33% dos adultos já sofreram traumatismos na dentição permanente, sendo que a maioria das lesões ocorre antes dos 19 anos de idade. As lesões por luxação são os TDI mais comuns na dentição decídua, ao passo que as fracturas da coroa são mais frequentemente registadas nos dentes permanentes.[3]

As consequências do trauma nos dentes e nas estruturas orofaciais podem ser muito variadas, desde pequenas preocupações estéticas relacionadas com uma fratura assintomática até à luxação que leva à necrose pulpar do dente envolvido ou à perda de função devido à perda de todo o dente. Consequentemente, os TDIs também podem afetar negativamente a qualidade de vida relacionada com a saúde oral de um indivíduo. Os TDI na dentição decídua podem afetar o desenvolvimento dos dentes permanentes. Os danos e/ou perturbações nos dentes permanentes e nos germes, dependendo da área da boca afetada, podem variar de ligeiros a graves. Os TDI nos dentes permanentes podem causar complicações permanentes, como necrose pulpar e reabsorção radicular interna e/ou externa, e influenciar o desenvolvimento maxilofacial. Em pacientes que sofreram lesões por concussão ou subluxação, uma complicação mais freqüente do traumatismo dentário é a obliteração do canal pulpar ou metamorfose calcificada. Robertson *et al*[3] constataram que essa obliteração pode ser do tipo dentina, óssea ou fibrótica em dentes decíduos. Holan[4] observou estruturas semelhantes a tubos com aparência histológica de osteodentina com inclusões celulares em dentes decíduos. Lundberg e Cvek[5] avaliaram incisivos maxilares permanentes e verificaram que as alterações tecidulares eram caracterizadas por um aumento do conteúdo de colagénio e uma diminuição acentuada do número de células. Eles também encontraram tecido osteoide com inclusões celulares adjacentes a áreas mineralizadas na polpa.[6]

METAMORFOSE CALCÁRIA

(obliteração do canal pulpar, calcificação distrófica, calcificação difusa, degeneração calcificada)

DEFINIÇÃO

A metamorfose calcária foi definida pela Associação Americana de Endodontistas como "Uma resposta pulpar ao trauma caracterizada pela rápida deposição de tecido duro no espaço do canal".

INCIDÊNCIA

A incidência de obliteração do canal pulpar após trauma dentário tem sido relatada como sendo de aproximadamente 4-24%.[7] A incidência de obliteração do canal pulpar pode depender de vários factores, tais como

IDADE

* **Infância e Adolescência:** A calcificação do canal pulpar é relativamente rara em crianças e adolescentes. As câmaras pulpares e os canais em indivíduos jovens são tipicamente largos e abertos com um mínimo de calcificação. No entanto, foram relatados casos isolados de calcificação do canal pulpar em indivíduos mais jovens, particularmente

naqueles com determinadas condições genéticas ou sistémicas. Um estudo efectuado por Alani[8] examinou 540 radiografias de crianças com idades compreendidas entre os 6 e os 18 anos e concluiu que os cálculos pulpares estavam presentes em 7,4% dos casos.

- **Idade adulta:** A calcificação do canal pulpar torna-se mais comum à medida que os indivíduos atingem a idade adulta. Estudos demonstraram que a prevalência da calcificação do canal pulpar tende a aumentar com a idade, particularmente após a terceira década de vida. As taxas exactas e os padrões de calcificação podem variar entre indivíduos. Podem desenvolver-se estruturas calcificadas dentro dos canais pulpares e a extensão da calcificação pode variar desde pequenos cálculos pulpares isolados até uma calcificação mais extensa envolvendo vários dentes. Um estudo realizado por

Sperber e Moreau[9] analisou radiografias panorâmicas de 4.125 pacientes com idades entre 7 e 74 anos e relatou uma incidência geral de cálculos pulpares de 29,8%. A incidência aumentou de 9,3% no grupo etário dos 7-20 anos para 64,4% no grupo etário dos 61-74 anos.

- **População idosa:** A calcificação do canal pulpar é frequentemente observada em indivíduos idosos. Estudos relataram taxas de prevalência mais altas de calcificação do canal pulpar na população idosa, com alguns estimando taxas de até 70% ou mais. O envelhecimento está associado a alterações fisiológicas no tecido pulpar, incluindo o aumento da deposição de tecido duro (dentina) e calcificação. Hekmatian[10] relatou taxas significativamente mais altas de cálculos pulpares entre indivíduos com mais de 50 anos. De um modo geral, as alterações senis na estrutura dentária são inevitáveis e ocorrem na sequência da deposição secundária de dentina, da hipoperfusão da polpa, das alterações ateroscleróticas e da destruição da polpa durante o envelhecimento. Um estudo de Bender e Seltzer[11] avaliou 1.000 dentes extraídos de indivíduos com 60 anos ou mais e encontrou cálculos pulpares em 79,4% dos casos.

GÉNERO

Embora não existam provas conclusivas que indiquem uma diferença significativa com base no género na incidência de calcificação do canal pulpar, alguns estudos sugeriram que as mulheres podem apresentar uma prevalência ligeiramente superior desta condição. Jannati[12] relatou uma maior prevalência de cálculos pulpares entre as mulheres. Sener relatou que a maior frequência de bruxismo entre as mulheres é responsável pela maior taxa de cálculos pulpares.

LOCALIZAÇÃO DO DENTE

Os cálculos pulpares são mais comuns nos dentes molares do que nos pré-molares. Também é mais comum em dentes pré-molares do que em dentes incisivos. Os cálculos pulpares mais comuns desenvolvem-se nos primeiros dentes molares e pré-molares. A razão é que este dente é o primeiro dente localizado no osso mandibular e, por isso, tem uma maior exposição a alterações degenerativas. Além disso, tem uma textura mais larga e mais perfusão sanguínea do que os outros dentes.

De acordo com o estudo de Holcomb e Gregory ([13]), a prevalência de calcificação parcial ou total do canal foi relatada em 4% para incisivos, chegando a 22% em dentes permanentes que foram traumatizados, e também a chance de formação de uma lesão periapical é relatada em 7-27% para esses dentes. A aparência amarelada e a falta de translucidez são achados clínicos comuns relacionados à calcificação pulpar.

ESTRUTURA DENTÁRIA SÃ VS. CARIADA

Dentes sãos: A calcificação do canal pulpar é geralmente menos comum em dentes intactos, sem cáries, fracturas ou restaurações. Ghoddusi[14] avaliou 404 dentes extraídos e relatou que os dentes intactos tinham uma menor incidência de calcificação do canal pulpar em comparação com os dentes com cáries ou restaurações.

Dentes cariados (cáries, fracturas ou restaurações): Os dentes não intactos, como os que têm cáries dentárias, fracturas ou restaurações, são mais propensos à calcificação do canal pulpar. Mortazavi *et al*[15] examinaram 380 dentes extraídos e encontraram uma maior incidência de calcificação do canal pulpar em dentes com cáries, fracturas ou restaurações, em comparação com dentes intactos.

Além disso, outros investigadores observaram uma associação entre as doenças periodontais e a calcificação da polpa. Por outro lado, a combinação de doenças periodontais e estimulação pulpar aumenta a incidência de

degeneração e inflamação pulpar.

PROCEDIMENTOS DENTÁRIOS

- **RESTAURAÇÕES DENTAIS/COROAS:** As restaurações dentárias, como obturações ou coroas, podem contribuir para a ocorrência de calcificação do canal pulpar. Mortazavi[15] examinou 380 dentes extraídos e relatou uma maior incidência de calcificação do canal pulpar em dentes com restaurações em comparação com dentes intactos. Diferentes tipos de restaurações podem ter impactos variados na ocorrência de calcificação do canal pulpar. Ghoddusi[14] avaliou 404 dentes extraídos e encontrou uma maior incidência de calcificação do canal pulpar em dentes com coroas em comparação com dentes com restaurações. Estes estudos sugerem que as restaurações dentárias, particularmente as coroas, podem estar associadas a uma maior incidência de calcificação do canal pulpar.

- **CAPEAMENTO PULPAR DIRECTO:** O capeamento pulpar direto é uma abordagem de tratamento conservador utilizada para preservar a vitalidade de um dente com uma polpa exposta ou quase exposta. Envolve a colocação de um material biocompatível diretamente sobre a polpa exposta para promover a cicatrização e a formação de uma ponte de dentina. Embora o capeamento pulpar direto possa ser bem sucedido em muitos casos, existe o risco de calcificação subsequente do canal pulpar. A calcificação pode ocorrer como uma resposta reparadora à lesão e pode levar ao estreitamento ou à obliteração completa do espaço do canal pulpar. A incidência de calcificação do canal pulpar após o capeamento pulpar direto pode variar dependendo de vários factores, incluindo a extensão da exposição pulpar, o sucesso do procedimento de capeamento pulpar, a idade do paciente e outros factores individuais. Foi observada uma elevada incidência de canais calcificados após pulpotomia e capeamento pulpar direto. Postula-se que isso seja resultado de uma mineralização incontrolável, na qual a enzima autolimitante normal, a pirofosfatase, não funciona. A redução da permeabilidade capilar, na sequência do aumento do número de iões de cálcio, poderia reduzir o fluxo de soro dentro da polpa dentária, resultando numa baixa concentração de iões pirofosfato inibitórios.[16]

MECANISMO DE CALCIFICAÇÃO

O mecanismo da calcificação do canal pulpar, também conhecido como formação de cálculos pulpares, não é totalmente compreendido e acredita-se que envolva uma combinação de factores genéticos, sistémicos e locais. A metamorfose calcificada é mais frequentemente observada em pacientes que sofreram lesões por concussão ou subluxação. Robertson[3] constatou que esta obliteração pode ser do tipo dentina, do tipo osso ou fibrótica em dentes decíduos. Holan[4] observou estruturas semelhantes a tubos com aparência histológica de osteodentina com inclusões celulares em dentes decíduos. Lundberg e Cvek[6] avaliaram incisivos maxilares permanentes e verificaram que as alterações tecidulares eram caracterizadas por um aumento do conteúdo de colagénio e uma diminuição acentuada do número de células. Eles também encontraram tecido osteoide com inclusões celulares adjacentes a áreas mineralizadas na polpa. A taxa de deposição não é controlada e pode atingir 3,5 µm por dia. A metamorfose calcária não é o mesmo que cálculos pulpares. Os verdadeiros cálculos pulpares são feitos de dentina que é revestida por odontoblastos, enquanto os falsos cálculos pulpares são formados pela mineralização de células pulpares que degeneraram. A metamorfose calcária é iniciada pela estimulação da atividade odontoblástica. O mecanismo não é conhecido, mas pode ser devido a uma lesão no suprimento neurovascular da polpa. Outra teoria sugere que a hemorragia no canal e o coágulo sanguíneo podem ser um ponto focal para a calcificação, caso a polpa permaneça vital após o trauma. Assim, a lesão traumática dos vasos sanguíneos apicais, que pode não ser suficiente para causar necrose pulpar e a polpa permanecer vital, poderia levar à calcificação.[7]

Embora o processo exato seja complexo e multifatorial, foram propostos os seguintes mecanismos com base na literatura científica disponível:

1. **Calcificação distrófica**: A calcificação distrófica ocorre como resultado de uma lesão ou inflamação dos tecidos. Em resposta a vários insultos, como cáries dentárias, traumatismos ou irritação crónica, o tecido pulpar pode sofrer danos ou inflamação. Isto pode despoletar uma resposta reparadora, levando à deposição de sais de cálcio nos canais pulpares. Como resultado deste processo reparador, podem formar-se cálculos pulpares.

2. **Processos metabólicos e celulares alterados**: As alterações nos processos metabólicos e celulares do tecido pulpar podem contribuir para a calcificação do canal pulpar. Factores como o envelhecimento, a predisposição genética ou condições sistémicas podem perturbar os processos fisiológicos normais das células da polpa. Estas alterações podem resultar numa deposição e regulação anormais de sais de cálcio, levando à formação de cálculos pulpares.

3. **Diferenciação odontoblástica e mineralização**: Os odontoblastos são células especializadas localizadas na periferia da polpa dentária, responsáveis pela formação da dentina. Em casos de calcificação do canal pulpar, algumas teorias propõem que as células semelhantes aos odontoblastos dentro do tecido pulpar passam por um processo de diferenciação e exibem propriedades mineralizantes. Essas células podem produzir uma matriz

semelhante à dentina, levando à formação de estruturas calcificadas dentro dos canais pulpares. A hiperatividade dos odontoblastos pode contribuir para a calcificação do canal pulpar. Factores como traumatismos, procedimentos dentários ou exposição prolongada a irritantes podem estimular os odontoblastos a depositarem dentina excessiva e material calcificado no interior do canal pulpar.

4. **Lesão e reparação celular**: Os traumatismos ou lesões nos dentes podem despoletar uma resposta de reparação no tecido pulpar. Em alguns casos, esta resposta reparadora pode levar à deposição de tecido calcificado na câmara pulpar e nos canais radiculares.

5. **Calcificação reactiva**: A calcificação do canal pulpar pode ocorrer como resposta a irritantes crónicos ou lesões do tecido pulpar. Estes irritantes podem incluir cáries dentárias, traumatismos, inflamação crónica

ou procedimentos dentários. O tecido pulpar inicia um processo reparador no qual forma dentina e pode depositar material calcificado no interior do canal pulpar.

6. **Degeneração do tecido pulpar**: Os cálculos pulpares podem formar-se como resultado de alterações degenerativas na polpa dentária. À medida que a polpa envelhece ou sofre uma inflamação crónica, as células podem tornar-se disfuncionais e depositar tecido calcificado.

7. **Factores genéticos**: Certas variações ou mutações genéticas têm sido associadas a um risco acrescido de calcificação do canal pulpar. Estudos identificaram genes relacionados com a formação e mineralização da dentina que podem influenciar a suscetibilidade à calcificação da polpa. No entanto, é necessária mais investigação para compreender completamente os mecanismos genéticos envolvidos.

8. **Condições sistémicas**: Algumas condições ou doenças sistémicas têm sido associadas à calcificação do canal pulpar. Por exemplo, indivíduos com doença renal, distúrbios metabólicos ou distúrbios endócrinos podem ter alterações no metabolismo mineral que podem afetar a deposição de material calcificado na polpa dentária.

9. **Alterações no ambiente local**: Os factores locais no tecido pulpar e na dentina circundante podem influenciar o desenvolvimento da calcificação do canal pulpar. Factores como alterações de pH, alterações nas concentrações de iões cálcio e fosfato ou perturbações no fornecimento de sangue ao tecido pulpar podem contribuir para a formação de cálculos pulpares.[17]

É importante notar que estes mecanismos não são mutuamente exclusivos, e é provável que múltiplos factores interajam para contribuir para a calcificação do canal pulpar. A importância relativa de cada mecanismo pode variar entre indivíduos e condições clínicas específicas.

CLASSIFICAÇÃO

> Com base na extensão da calcificação -

1. **Obliteração parcial** - a câmara pulpar não é visível
e o canal é marcadamente estreito, mas visível

2. **Obliteração total** - a câmara pulpar e o canal são
pouco ou nada visíveis

> **Com base na** localização-

1.   Radiculares,   geralmente   designadas   por
calcificações difusas ou lineares

2. Região coronal conhecida como cálculos pulpares
(dentículos).

Os dentículos podem ser classificados de acordo com a
sua estrutura em verdadeiros ou falsos.

Os dentículos verdadeiros têm túbulos dentinários como
a   dentina,   processos   odontoblásticos   e   poucos
odontoblastos.

Os falsos dentículos são camadas concêntricas de tecido calcificado com uma área celular central, que pode ser necrótica e actua como nidus de formação de dentículos. A diferença entre os dois é morfológica e não química.

De acordo com a sua localização, podem ser classificados em dentículos incorporados, intersticiais, aderentes e livres.

Pedras pulpares incrustadas - Totalmente rodeadas por dentina ou no interior do tecido pulpar, aparecendo frequentemente como se estivessem fechadas ou engolidas pela dentina.

Pedras Pulpares Intersticiais - Ocorrem entre a dentina e o tecido pulpar, sem estarem totalmente envolvidas pela dentina. Estão situadas nos espaços intersticiais dentro do tecido pulpar.

Pedras Pulpares Livres - Separadas da dentina e rodeadas por tecido pulpar.

Pedras Pulpares Aderentes - Fixadas à parede da dentina ou localizadas ao longo da periferia da câmara pulpar **(Fig. 1)**.

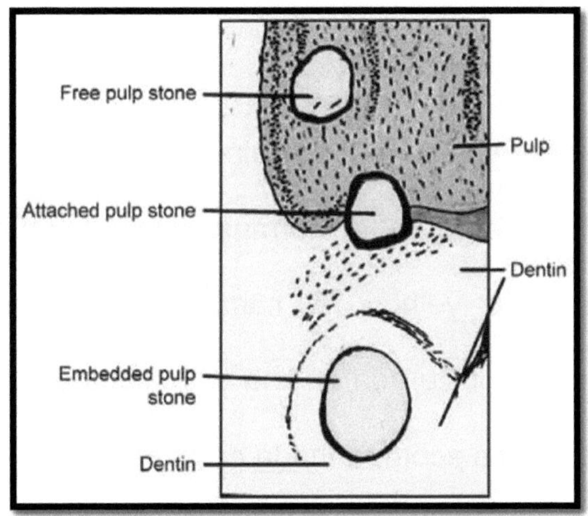

Figura 1: Tipos de pedras de pasta de papel
Cortesia: 10.5005/jp/books/10905_6

Existe ainda uma outra classificação da obliteração da polpa - localizada e generalizada.

Na forma localizada, o agente etiológico mais frequente é o trauma e esta condição tem sido descrita com relativa frequência após fraturas de coroa e raiz, luxação dentária, fraturas de mandíbula, reimplante dentário e procedimentos endodônticos. A prevalência de obliteração do canal pulpar subsequente a lesões traumáticas varia amplamente de 3,8% a 24%.

A forma generalizada é provavelmente parte do processo de envelhecimento e é normalmente observada em indivíduos mais velhos. A câmara pulpar pode ser completamente obliterada ou fina na maioria dos dentes e é frequentemente acompanhada de atrito.[1]

DIAGNÓSTICO

Queixa principal: Um doente com metamorfose calcária pode apresentar dor ou desconforto localizado, que pode ou não estar associado a sensibilidade ao calor e ao frio e dor ao morder. Um achado mais comum é a descoloração do dente afetado.

Histórico de trauma: Alguns casos de canais radiculares calcificados estão associados a um historial de traumatismo ou lesão dentária, o que pode levar à calcificação como resposta aos danos.

Historial dentário: Há evidências na literatura que suportam que existe uma maior incidência de calcificação do canal pulpar em dentes com cáries, fracturas ou restaurações em comparação com dentes intactos. Também é referido que os dentes com história de procedimentos dentários, como restaurações e capeamento pulpar, apresentam uma maior incidência de obliteração do canal pulpar do que os dentes intactos.

Historial médico: Em alguns casos, o cálculo pulpar está também associado a doenças sistémicas.

CÁLCULOS PULPARES ASSOCIADOS A DOENÇAS SISTÉMICAS

O cálculo da polpa era tipicamente considerado como um aspeto do envelhecimento, especialmente nos idosos.

Mas também pode aparecer durante doenças hereditárias ou sistémicas. Os doentes com doenças sistémicas ou genéticas, como a displasia dentinária e a dentinogénese imperfeita, podem apresentar calcificações pulpares em todos os dentes. A hipercalcemia, a gota e a litíase renal são exemplos de doenças secundárias ao metabolismo do cálcio e têm sido identificadas como factores predisponentes para a calcificação pulpar. **(Tabela 1)**

Quadro 1: Cálculos pulpares e doença sistémica

Detalhes do autor	Método de análise	Interpretação

Garima Yeluri et al 2015	Radiografia panorâmica digital e ultrassonografia	Presença de cálculos na polpa e correlação positiva com DCV e doença renal
Bains et al 2014	Radiografias periapicais intra-orais	Os doentes com cálculos na polpa têm uma elevada propensão para desenvolver DCV ou colelitíase
Horsley et al 2009	Radiografia panorâmica digital	Tanto as calcificações da polpa como as da carótida foram mais comuns em indivíduos mais velhos
Edds et al 2005	Radiografias	Associação entre DCV e pedras na polpa sem significância
Khojastepur et al 2013	Radiografia panorâmica digital	Os doentes com DCV apresentam uma maior incidência de cálculos pulpares do que os indivíduos saudáveis
Panwar et al 2019	Radiografias de bitewing	Os dentes posteriores têm uma quantidade

		aumentada de calcificação e estão associados à doença arterial coronária
Nayak et al 2010	RVG	Foi encontrada uma correlação positiva entre distúrbios sistémicos e cálculos pulpares. Os pacientes com DCV têm um número máximo de cálculos pulpares
Fatemeh Ezoddini-Ardakani et al 2015	Radiografia panorâmica digital	O rácio de dentes com cálculos pulpares é uma boa ferramenta para a deteção precoce de DCV

Cortesia: Nayak M, Kumar J, Prasad LK. Uma correlação radiográfica entre distúrbios sistémicos e cálculos pulpares. Jornal Indiano de Medicina Dentária 2010

Recentemente, os cálculos pulpares têm sido associados a uma série de perturbações sistémicas, incluindo diabetes, doenças renais, doenças auto-imunes e doença arterial coronária. Além disso, de acordo com os resultados de vários estudos, a presença de cálculos pulpares pode servir como um sinal de diagnóstico de doença sistémica. A maioria dos estudos presentes na literatura tem discutido a associação entre cálculos pulpares e doenças cardiovasculares, tendo sido também estabelecida uma relação entre cálculos pulpares e hipertensão. Numerosos estudos também revelaram uma relação entre placas ateromatosas nas artérias e o desenvolvimento de cálculos pulpares.[18]

CORRELAÇÃO SISTÉMICA

Foi feita uma associação mais elevada do que o normal entre os cálculos da polpa e várias condições sistémicas, incluindo a diabetes mellitus, doenças cardiovasculares, litíase renal, colelitíase, etc.

DIABETES MELLITUS

Em diabéticos do tipo II, os cálculos pulpares têm uma prevalência mais elevada do que o habitual. A investigação histopatológica da polpa de dentes não cariados extraídos de sete pacientes foi considerada por Russell[19] num estudo a longo prazo. Ele determinou que a calcificação com angiopatias e membrana basal espessada eram apreciáveis em vasos sanguíneos grandes e pequenos e as alterações vasculares pareciam adicionalmente distintas na região pulpar central. As calcificações assim observadas eram em forma de foice e frequentes nestes doentes diabéticos.

Outro estudo histopatológico concluiu a presença de corpos calcificados amorfos na polpa de dentes de diabéticos. A polpa dentária dos diabéticos tende a envelhecer rapidamente devido à endarterite obliterativa e ao facto de a circulação sanguínea colateral ser limitada ou inexistente nos dentes totalmente desenvolvidos.

PERTURBAÇÕES CARDÍACAS

Um estudo recente afirmou que, se o doente for detectado com múltiplos cálculos pulpares, é necessária uma avaliação adicional da calcificação da artéria carótida.

Edds *et al*[20] demonstraram que os doentes com distúrbios

cardiovasculares apresentam uma frequência mais

elevada de cálculos pulpares do que os doentes sem

historial de doenças cardiovasculares. As doenças

cardiovasculares e os cálculos pulpares mostraram uma

correlação positiva num estudo realizado por Nayak *et al.*[21]

Horsley relatou uma precisão de 66,4% da calcificação

pulpar no rastreio da calcificação da carótida[22] . Ezoddini-

Ardakani *et al*[23] concluíram que 67,3% dos dentes de

participantes com doença cardíaca isquémica

apresentavam cálculos pulpares. Um estudo recente

utiliza, como teste de rastreio, a deteção de calcificação

pulpar na radiografia panorâmica, que se revelou bastante

preditiva de aterosclerose em doentes com DCV

(sensibilidade=68,9%), o que está de acordo com os

estudos anteriormente referidos.

LITÍASE RENAL E COLELITÍASE

Sayegh e Reed[24] determinaram que as disparidades sistémicas, como a litíase renal, podem ser consideradas um fator de predisposição para a calcificação pulpar. Num estudo indiano recente, de 12 pacientes com cálculos renais, 2 (16,67%) tinham cálculos pulpares e de 10 pacientes com colelitíase, 1 tinha cálculos pulpares (10%). Ciftciouglu *et al*[25] propuseram que as nanobactérias podem induzir a calcificação da polpa e a formação de cálculos renais e biliares. No entanto, a prevalência de cálculos pulpares em doentes com cálculos na vesícula biliar foi significativamente inferior à encontrada no grupo de controlo por Bains *et al.*[26] A prevalência de cálculos pulpares foi de 10% em doentes com colelitíase, o que foi inferior à prevalência global de 41,8% de cálculos pulpares.

Este facto pode dever-se a diferenças na natureza química dos cálculos biliares e dos cálculos da polpa.

Chandran *et al*[27] demonstraram que todos os tipos de cálculos da vesícula biliar são constituídos principalmente por colesterol (aproximadamente 50% do peso seco do pó do cálculo). Pensa-se que a supersaturação do colesterol se deve a uma produção anormal de bílis pelo fígado.

DIAGNÓSTICO DE CANAIS CALCIFICADOS

Os canais calcificados podem constituir um desafio de diagnóstico. A tentativa de localizar canais calcificados pode resultar num aumento significativo do tempo de cadeira, tanto para o paciente como para o médico dentista. O diagnóstico de obliteração do canal pulpar pode ser estabelecido com base em

APRESENTAÇÃO CLÍNICA

O quadro clínico da metamorfose calcificada foi descrito por Patterson e Mitchell[28] como um dente que tem uma tonalidade mais escura do que os dentes adjacentes e exibe uma cor amarela escura devido a uma diminuição da translucidez devido a uma maior espessura de dentina sob o esmalte. Alguns dentes também apresentam uma descoloração cinzenta. Estudos realizados por Robertson *et al*[3] mostraram que a alteração da cor do dente não era uma indicação fiável de patologia pulpar ou periapical. A maioria dos autores concluiu que a descoloração dos dentes não tinha valor diagnóstico. Deve ser lembrado que nem todos os dentes com sinais radiográficos de obliteração pulpar sofrem uma mudança de cor. Também foi constatado que mais de dois terços dos dentes com obliteração pulpar são assintomáticos. Estes dentes são frequentemente um achado acidental após investigações clínicas ou radiográficas.

À medida que a calcificação pulpar se acentua, verifica-se uma diminuição progressiva da resposta aos testes térmicos e eléctricos da polpa. Além disso, tem sido relatado que há uma diferença significativa no teste elétrico da polpa entre dentes parcialmente obliterados em comparação com aqueles que foram totalmente obliterados. Dentes parcialmente obliterados podem dar resultados positivos. Na presença de obliteração pulpar, é geralmente aceite que os testes de sensibilidade não são fiáveis.[9]

CARACTERÍSTICAS RADIOGRÁFICAS

As radiografias convencionais utilizadas para detetar a calcificação do canal pulpar são as radiografias periapicais e de bitewing. Uma radiografia revela normalmente a obliteração do espaço pulpar com ausência da câmara pulpar. A menos que haja evidência de envolvimento apical do osso, a lâmina dura estará intacta, sem alargamento do espaço da membrana periodontal.[1] A obliteração parcial do canal pulpar (PPCO) é diagnosticada quando a câmara pulpar ou o canal radicular não é discernível ou é reduzido em tamanho radiograficamente. A obliteração total do canal pulpar (TPCO) é diagnosticada quando tanto a câmara pulpar como o canal radicular não são discerníveis.

No entanto, o uso de radiografias convencionais muitas vezes não dá uma imagem clara do nível real de obliteração do canal devido às suas limitações inerentes, uma vez que são a representação de uma estrutura tridimensional por uma imagem bidimensional. Além disso, a ausência de informações transversais nas imagens bidimensionais impede a interpretação precisa dessas imagens. Para ultrapassar as limitações das imagens bidimensionais, são utilizadas técnicas radiográficas avançadas para diagnosticar a obliteração do canal pulpar. Nayak *et al*[21] e Bains *et al*[26] utilizaram radiografias periapicais intra-orais para estabelecer uma correlação direta entre o cálculo pulpar e a propensão para o desenvolvimento de doenças cardiovasculares ou colelitíase. Da mesma forma, Panwar *et al*[29] observaram um aumento da quantidade de calcificações nos dentes posteriores de pacientes com doença arterial coronária com a ajuda de radiografias bitewing.

RADIOGRAFIA PANORÂMICA DIGITAL

A radiografia panorâmica digital é uma técnica de diagnóstico por imagem utilizada em medicina dentária para captar uma visão ampla e pormenorizada das estruturas orais e maxilofaciais, incluindo os dentes e os tecidos circundantes. Vários estudos realizados por Horsley *et al*[22] , Khojastepur *et al*[30] , Yeluri *et al*[31] e Ezodini-Arakami *et al*[23] demonstraram com êxito que a radiografia panorâmica digital é uma boa ferramenta para a identificação e diagnóstico da metamorfose calcificada e a sua correlação com várias doenças sistémicas.

TÉCNICAS RADIOGRÁFICAS AVANÇADAS- TOMOGRAFIA COMPUTORIZADA DE FEIXE CÓNICO

Estudos relataram que os lúmens dos canais radiculares foram detectados numa média de 98% das raízes utilizando CBCT e 64% das raízes utilizando radiografias periapicais.

A CBCT pode ajudar a avaliar a extensão e a profundidade da calcificação e fornecer um guia para a localização, o ângulo e a profundidade corretos para negociar a parte patente dos canais e, por conseguinte, ser devidamente tratada.

A utilização intra-operatória da TCFC para a avaliação e tratamento de canais calcificados foi recentemente descrita por Ball *et al.*[32] . Quando os canais são identificados mas estão sujeitos a calcificação, a TCFC intra-operatória tem-se revelado útil para avaliar a extensão da calcificação, contribuindo assim para determinar a sequência correta do tratamento. Recentemente, a Associação Americana de Endodontistas e a Academia Americana de Radiologia Oral e Maxilofacial recomendaram a utilizaçâo intra-operatória de um FOV limitado para a identificação e localização intra-escolar de canais calcificados.[18]

SEGMENTAÇÃO DENTÁRIA

A segmentação do dente é um passo crítico no diagnóstico e planeamento do tratamento de condições dentárias, incluindo canais calcificados. A segmentação do dente a partir de imagens radiográficas dentárias ou digitalizações 3D permite uma melhor visualização e análise do sistema de canais radiculares. Os métodos de segmentação automatizados, particularmente os baseados em aprendizagem profunda, têm o potencial de simplificar e melhorar a precisão deste processo.[33]

Li *et al*[33] propuseram um novo método de segmentação dentária, identificação e reconhecimento da calcificação da polpa com base no transformador para obter um reconhecimento exato da calcificação da polpa em imagens CBCT de alta resolução. Construíram uma arquitetura de aprendizagem multitarefa baseada no Transformer para realizar a segmentação, identificação e reconhecimento da calcificação dentária para promoção mútua entre tarefas. Os dados clínicos verificaram a eficácia do método proposto para o reconhecimento da calcificação da polpa em CBCT de alta resolução para a medicina dentária digital.

CARACTERÍSTICAS HISTOLÓGICAS-

Os estudos histopatológicos realizados para avaliar o estado pulpar de dentes com metamorfose calcificada não mostraram qualquer componente inflamatório indicativo de um processo patológico. A aparência histopatológica da obliteração do canal pulpar em dentes traumatizados mostra três tipos de tecido calcificado ocluindo o lúmen pulpar: Dentina, osso e fibrótico.[34]

Pedras de polpa semelhante a osso: As pedras pulpares semelhantes ao osso, como o nome sugere, têm uma composição semelhante ao tecido ósseo. São compostos principalmente por hidroxiapatite, um composto mineral que se encontra tanto no osso como no esmalte dos dentes. Estes cálculos pulpares aparecem frequentemente radiopacos nas radiografias dentárias, tornando-os visíveis nas radiografias. Os cálculos pulpares semelhantes ao osso são geralmente duros e densos e podem variar em tamanho, desde estruturas muito pequenas a estruturas maiores dentro da câmara pulpar ou dos canais radiculares. São normalmente considerados calcificações distróficas, o que significa que se formam em resposta a irritação ou lesão do tecido pulpar.

Pedras pulpares semelhantes à dentina: Os cálculos pulpares semelhantes à dentina são compostos por dentina, o tecido duro que constitui a maior parte da estrutura de um dente, incluindo a maior parte da raiz do dente. Estes cálculos pulpares tendem a ter um aspeto e composição semelhantes aos da dentina, consistindo em hidroxiapatite e colagénio, que são os principais componentes da dentina natural. Os cálculos pulpares semelhantes à dentina também podem aparecer radiopacos nas radiografias dentárias. Normalmente, formam-se na câmara pulpar ou nos canais radiculares em resposta a vários estímulos, como o envelhecimento, o trauma ou a irritação crónica.

Cálculos pulpares do tipo fibrótico: Os cálculos pulpares do tipo fibrótico têm uma composição diferente dos outros tipos. São compostos principalmente por fibras de colagénio e têm uma aparência mais fibrosa. Estes cálculos pulpares são normalmente menos mineralizados e podem não aparecer tão radiopacos nos raios X em comparação com os cálculos pulpares do tipo osso ou dentina. A formação de cálculos pulpares do tipo fibrótico está frequentemente associada à presença de células produtoras de colagénio (fibroblastos) no tecido pulpar. Embora os cálculos pulpares do tipo fibrótico possam não ser tão duros como os outros tipos, podem ainda assim afetar a função do tecido pulpar e dos canais radiculares.

A investigação de Blackwood[35] levou à conclusão de que o tecido duro é principalmente de carácter dentinário. Torneck[36] descreveu a metamorfose calcificada como uma resposta terciária da dentina ao trauma, com um padrão altamente irregular e contendo um labirinto de pequenos espaços irregulares e becos sem saída que se estendem desde a câmara pulpar até ao forame apical. Holan[4] descreveu estruturas semelhantes a tubos que se estendiam ao longo de todo o comprimento do canal pulpar. Estas estavam separadas da dentina da raiz por tecido pulpar normal, mas ligadas à dentina em alguns dos locais avaliados. As estruturas tinham uma aparência histológica de osteodentina, com inclusões celulares em

formações semelhantes a anéis.[37]

<u>**GESTÃO DE CANAIS CALCIFICADOS**</u>

ARMAMENTARIUM-

- LOCALIZAR/VISUALIZAR OS CANAIS-

  - ➢ **KIT DE DIAGNÓSTICO (Fig. 2)**: É composto por

  - Espelho bucal

  - Explorador do gancho do pastor

  - Sonda periodontal

  - Explorador endodôntico DG-16

  - Alicate de algodão

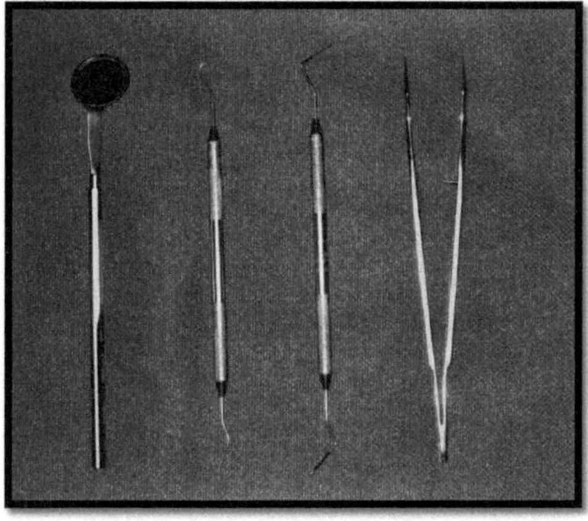

Figura 2: Kit de diagnóstico

Cortesia: https://pocketdentistry.com/endodontic-armamentarium-3/

➢ MAGNIFICAÇÃO

• Lupas de aumento (**Fig. 3**)

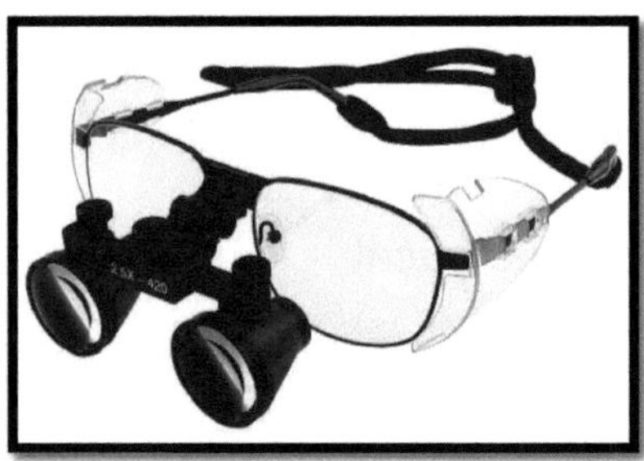

Figura 3: Lupas de aumento

Courtesy: chrome-extension://fheoggkfdfchfphceeifdbepaooicaho/html/site.html

• O microscópio operatório dentário (DOM) (**Fig. 4**)

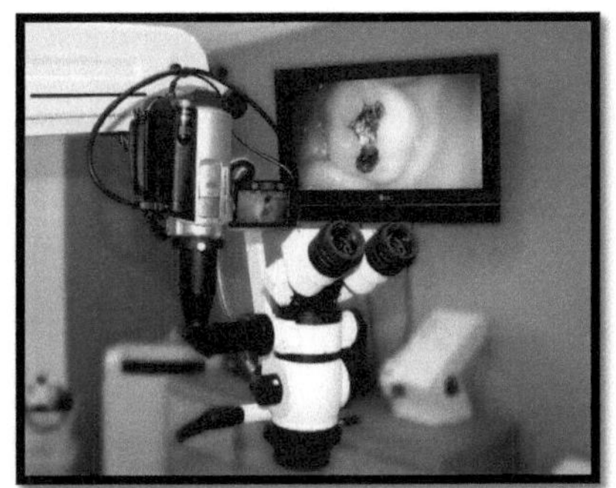

Figura 4: Microscópio operatório dentário

Cortesia: https://dentzzbaydentalclinic.in/microscope-enhanced-dentistry/

➤ INSTRUMENTOS PARA ABERTURA DE ACESSO

- Peça de mão Airotor

- Brocas -

- Broca redonda #2, #4, #6, (**Fig. 5**)

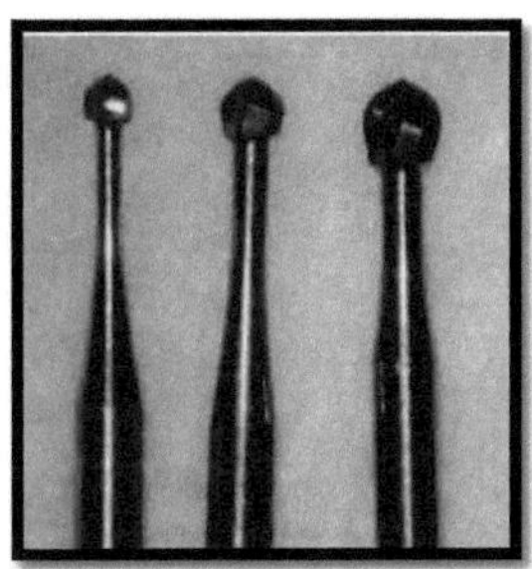

Cortesia: https://pocketdentistry.com/endodontic-armamentarium-3/

- Brocas de metal duro fissurado, (**Fig. 6**)

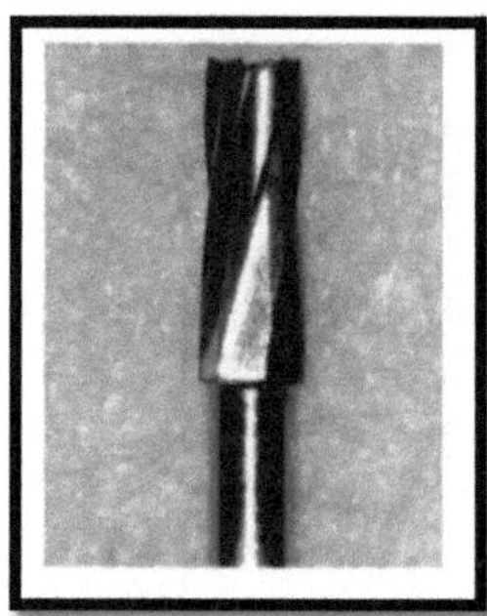

Figura 6: Brocas de metal duro fissuradas

Cortesia: https://pocketdentistry.com/endodontic-armamentarium-3/

- Brocas cónicas de diamante e de carboneto com ponta de segurança, (**Fig. 7**)

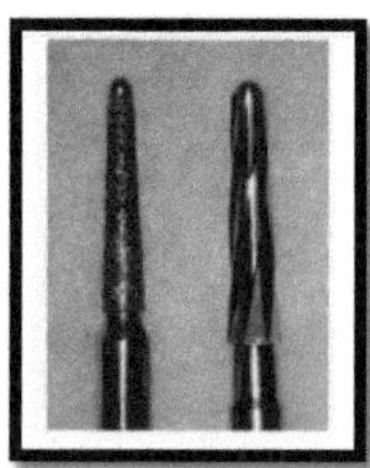

- Broca de metal trans, (**Fig. 8**)

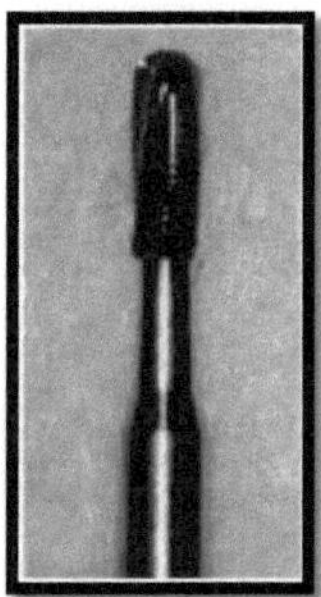

Figura 8: Broca transmetal

- Broca redonda de diamante, (**Fig. 9**)

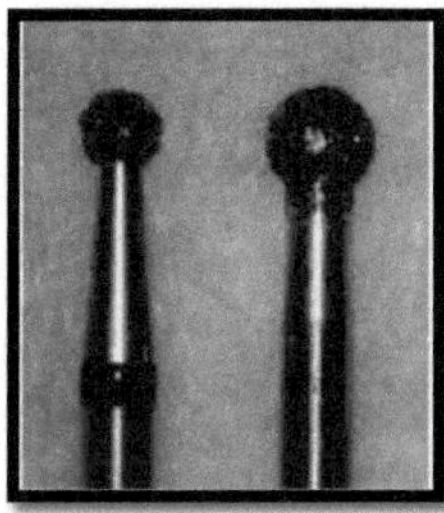

Figura 9: Brocas de diamante redondas

- Broca de Muller, (**Fig. 10**)

- Broca LN, (**Fig. 10**)

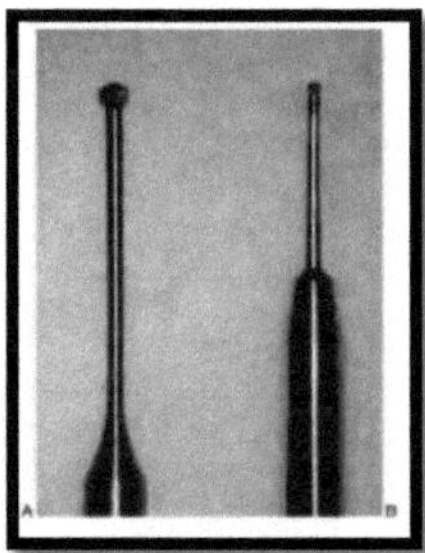

Figura 10: Broca LN, broca Muller

Cortesia: https://pocketdentistry.com/endodontic-armamentarium-3/

- Broca EndoAccess, (**Fig. 11**)

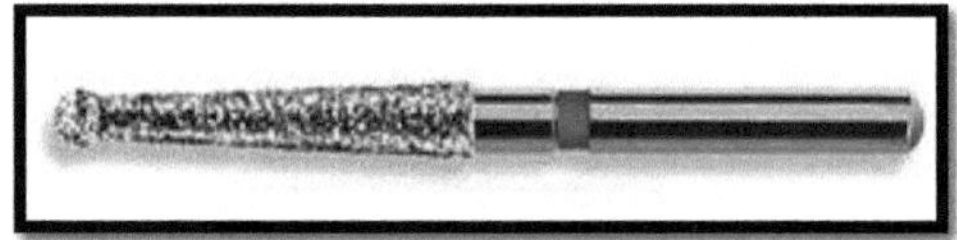

Figura 11: Broca de acesso Endo

Cortesia: https://pocketdentistry.com/endodontic-armamentarium-3/

- Broca Endo Z (**Fig. 12**)

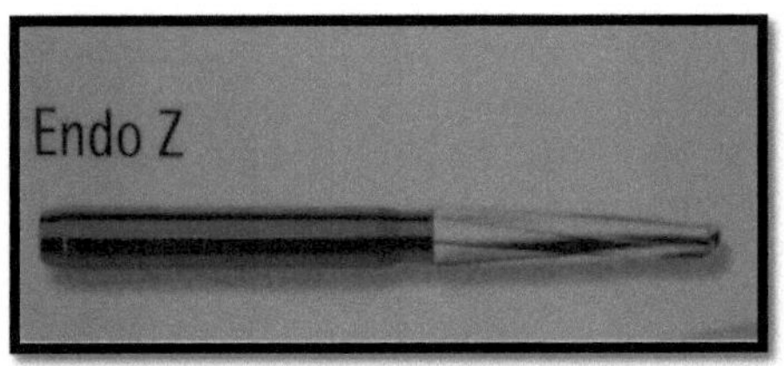

Figura 12: Broca Endo Z

Cortesia: https://pocketdentistry.com/endodontic-armamentarium-3/

- Broca GG (**Fig. 13**)

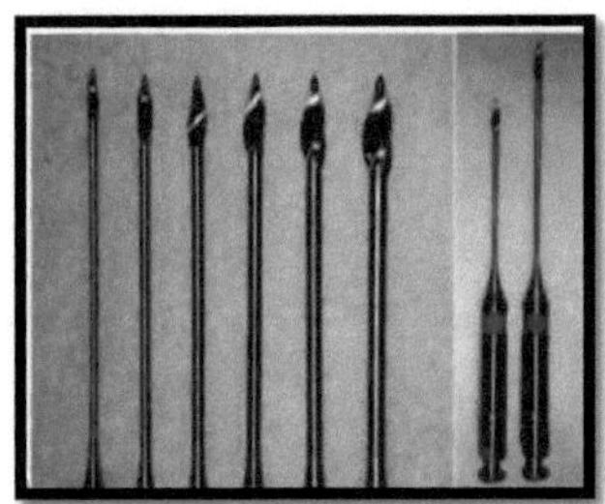

Figura 13: Broca GG

Cortesia: https://pocketdentistry.com/endodontic-armamentarium-3/

- Abertura do orifício em NiTi (**Fig. 14**)

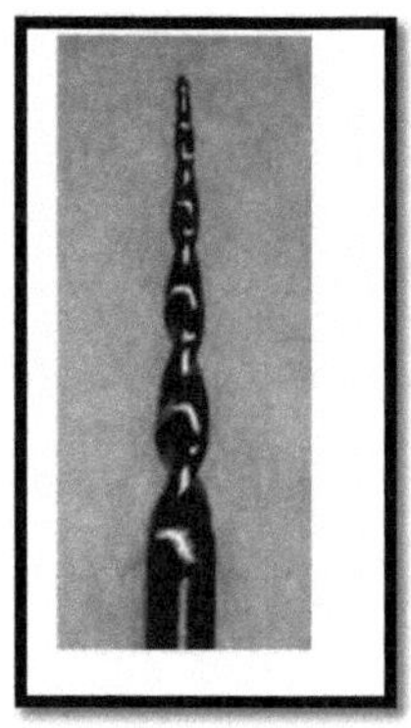

Figura 14: Dispositivo de abertura do orifício em NiTi

Cortesia: https://pocketdentistry.com/endodontic-armamentarium-3/

- Pontas ultra-sónicas (**Fig. 15**)

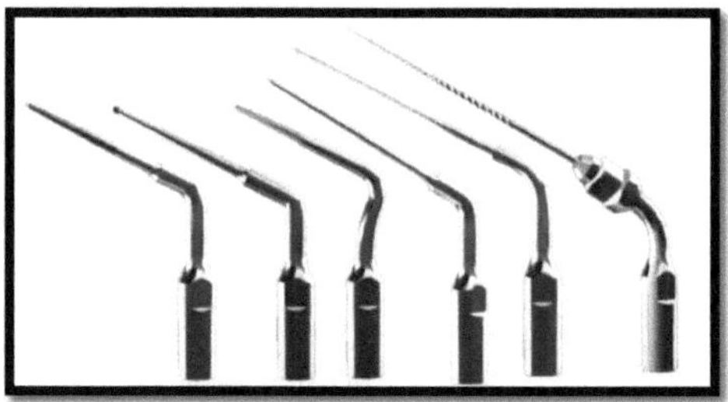

Figura 15: Pontas ultra-sónicas

Cortesia: https://pocketdentistry.com/endodontic-armamentarium-3/

- Micro-abridores e desbridadores (**Fig. 16**)

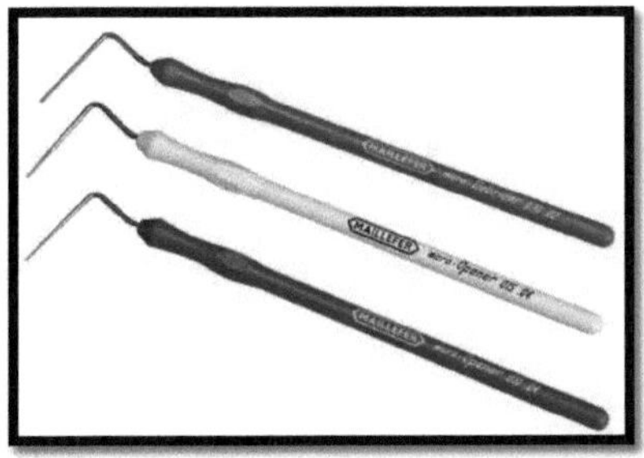

Figura 16: Micro-abertores e desbridadores

Cortesia: https://pocketdentistry.com/endodontic-armamentarium-3/

➢ NEGOCIAÇÃO INICIAL DO CANAL/ PERCURSO DESLIZANTE

- Limas - Limas C+, Profinder, K (**Fig. 17,18**)

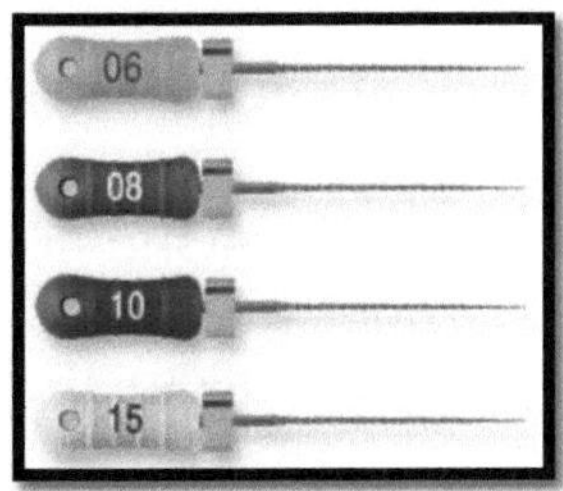

Figura 17: Ficheiros C+

Cortesia: https://pocketdentistry.com/endodontic-armamentarium-3/

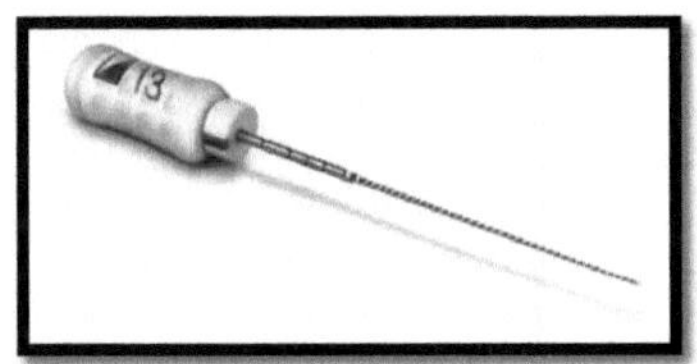

Figura 18: Ficheiro Profinder

Cortesia: https://pocketdentistry.com/endodontic-armamentarium-3/

➢ CONTINUAÇÃO DO PERCURSO DE DESLIZAMENTO/PREPARAÇÃO DO CANAL RADICULAR

- Limas NiTi estreitas e flexíveis: XPlorer (Clinical Research/CLINICIAN'S CHOICE Dental Products), ESX Scout (Brasseler USA), Pathfiles, WaveOne Gold Glider (Dentsply Sirona Endodontics) **(Fig. 19)**

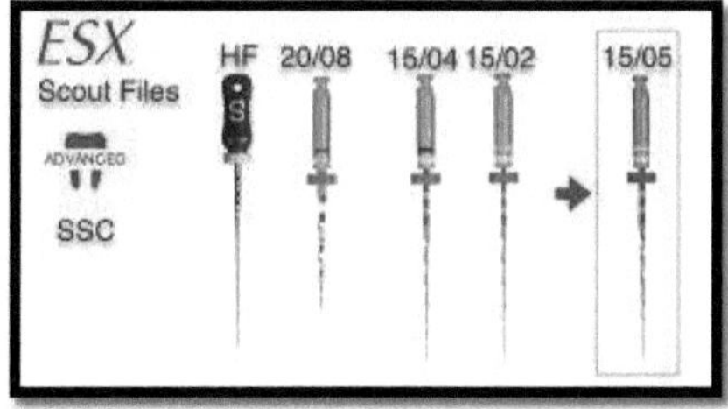

Figura 19: Ficheiros de exploração do ESX

Cortesia:
https://pocketdentistry.com/endodontic-armamentarium-3/

- LUBRIFICAÇÃO DO CANAL

➢ Irrigantes dos canais radiculares - Agentes quelantes

- Quelantes líquidos

    I.   Calcinase

    II.   EDTAC e DTPAC

    III.   EDTA-T

    IV.   EGTA

- Quelantes do tipo pasta:

    I.   RC-Prep

    II.   Ficheiro Glyde (**Fig. 20**)

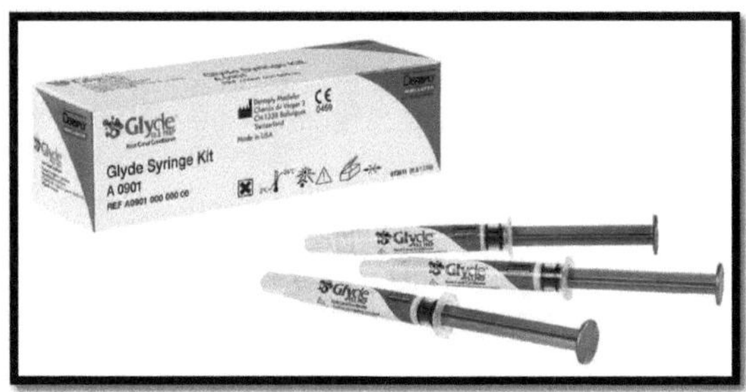

Figura 20: Pasta de EDTA (glicídio)

Cortesia: https://dentalprod.com/products/dentsply-glyde

5. INSTRUMENTOS PARA CIRURGIA ENDODÔNTICA

- Instrumentos de exame e inspeção - Microespelhos, sonda periodontal, explorador endodôntico (DG16)

- Instrumentos de incisão, elevação e curetagem - lâmina e cabo 15c (para incisão), cureta Molt n.º 2-4 é um instrumento muito útil para elevação e curetagem, curetas Jacquette e cureta mini-Jacquette, elevador de tecidos moles periosteal ou elevadores periosteais

- Instrumentos de retração - retractores KP-1, -2 e -3 - Carr #1, retractor de 45° com borda serrilhada para

aplicações posteriores, Carr #2, retractor de 90°
com borda serrilhada para aplicações anteriores

- Instrumentos para osteotomia e ressecção radicular
  apical - peça de mão Impact Air 45°, brocas
  Lindemann, micromirrors e microexploradores

- Instrumentos para preparar a extremidade da raiz -
  Instrumentos ultra-sónicos microcirúrgicos, material
  de obturação da extremidade da raiz MTA

- Instrumentos de irrigação - Irrigador Stropko,
  Microsucção

- Instrumentos e materiais de hemostase

- Materiais de sutura (**Fig. 21**)

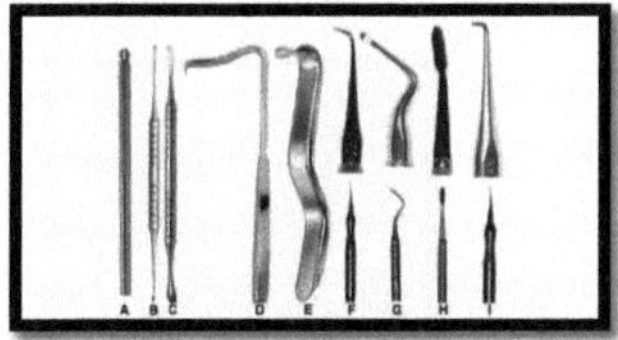

Figura 21: Instrumentos microcirúrgicos
endodônticos

Cortesia:
https://www.researchgate.net/Figure/Endodontic-
microsurgical-instrument-setup_fig4_317258958/

6. ARMAMENTARIUM PARA ENDODONTIA GUIADA

- SCANNER INTRAORAL - para obter uma impressão digital ou uma digitalização de superfície digital (**Fig. 22**)

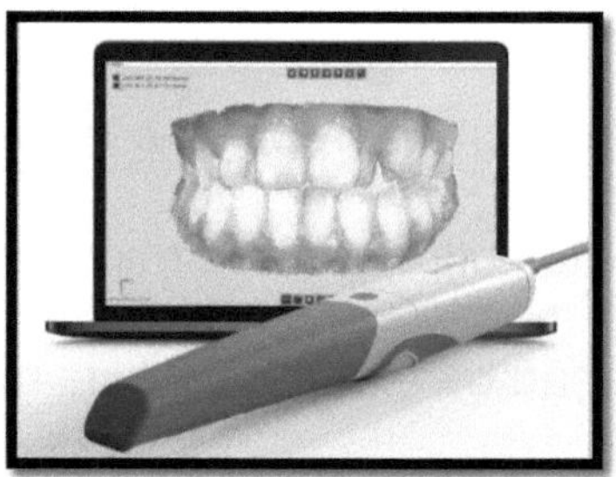

Figura 22: Scanner intra-oral

Cortesia: https://www.drkatarmal.com/2014/11/how-intra-oral-scanner-works.html

- APARELHO DE CBCT (**Fig. 23**)

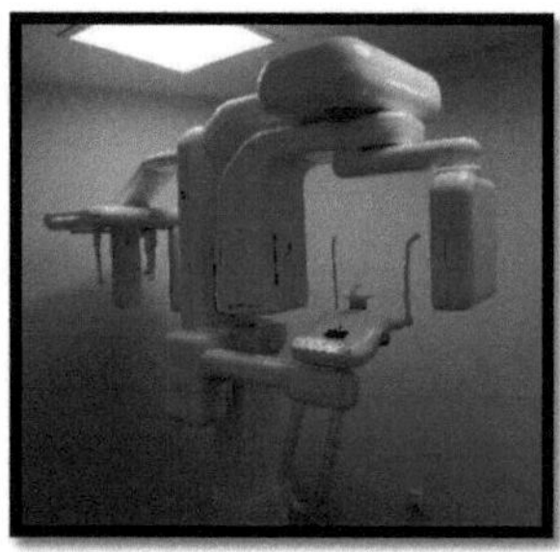

Figura 23: Aparelho de CBCT

- SOFTWARE DE INTEGRAÇÃO - Para informações sobre CBCT e digitalização de superfícies para conceber um stent para guiar a abertura de acesso. Por exemplo, Blue Sky Bio Software (BlueSkyBio, LLC, Libertyville, EUA), software ClinCheck® Pro 6.0, software de imagiologia CS 3D.

- Stent e um modelo 3D transparente do dente fabricado por uma impressora 3D utilizando resina transparente para criar um trajeto de perfuração para a broca.[38]

PLANO DE TRATAMENTO

Estabelecer um plano de tratamento para um dente diagnosticado com metamorfose calcária é uma tarefa difícil. A questão que se coloca é se deve ser implementada uma abordagem invasiva ou uma abordagem mais conservadora, baseada na espera vigilante, se o dente estiver assintomático. Embora alguns autores recomendem o tratamento endodôntico assim que o OPC é diagnosticado radiograficamente, a maior parte da literatura sustenta que a endodontia profilática, como uma abordagem de tratamento de rotina, não se justifica. Em vez disso, recomenda-se que esses dentes sejam monitorados clínica e radiograficamente, e que o tratamento de canal só seja iniciado após o desenvolvimento de doença periapical ou sintomas clínicos. Estas considerações baseiam-se na incidência relativamente baixa de necrose pulpar e na taxa global de sucesso do tratamento endodôntico não cirúrgico em dentes com CPO, que tem demonstrado ser de cerca de 80%. Considerando que até 24% dos dentes traumatizados desenvolvem algum grau de obliteração do canal e o potencial inerente à descoloração resultante, é crucial que os clínicos estejam cientes das possibilidades de tratamento para esses casos. Como a PCO pode levar a uma diminuição da translucidez e a uma coroa mais escura, essas alterações podem ser um desafio na obtenção de um resultado estético na região anterior.

A literatura refere várias opções de tratamento para gerir a obliteração do canal pulpar (**Tabela 2**):

Tabela 2: plano de tratamento para canais calcificados

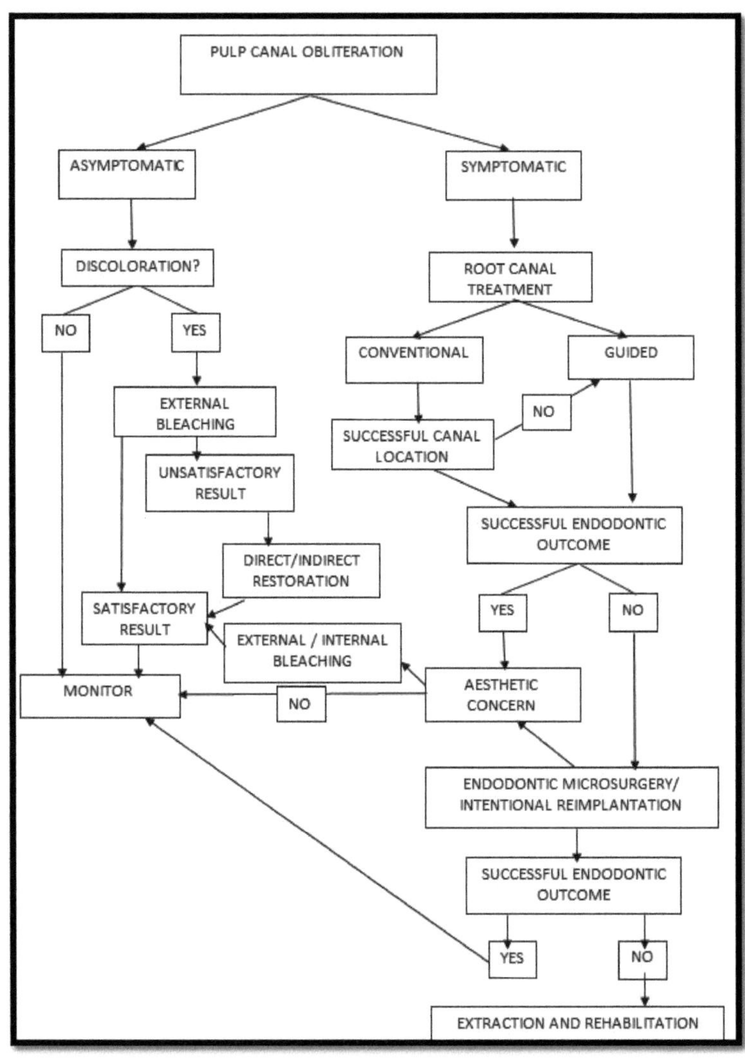

GESTÃO DA OBLITERAÇÃO ASSINTOMÁTICA DO CANAL PULPAR

Os requisitos estéticos dos pacientes desempenham um papel fundamental na escolha do tratamento. As diferentes opções para abordar as preocupações estéticas dos pacientes associadas à calcificação da câmara pulpar são:

I.   Branqueamento vital

II.   Branqueamento interno e externo sem tratamento do canal radicular

III.   Restaurações de cobertura total/parcial (coroa/veneta)

I. BRANQUEAMENTO VITAL

O branqueamento dentário vital refere-se à aplicação clínica de uma solução química na superfície de um dente com o objetivo de obter um efeito de branqueamento. Devido ao seu carácter conservador, vários autores defendem que o branqueamento vital deve ser considerado como uma primeira opção de tratamento.

MECANISMO DE BRANQUEAMENTO

O branqueamento dentário consiste na alteração das propriedades de absorção ou de reflexão da luz das manchas do esmalte e da dentina, resultando num branqueamento aparente. Os peróxidos activos nas técnicas de branqueamento concorrentes derivam principalmente do peróxido de hidrogénio e do peróxido de carbamida. Enzimas como as peroxidases podem decompor o peróxido de hidrogénio em oxigénio e água. O peróxido de carbamida (CH6N2O3) decompõe-se em carbamida e peróxido de hidrogénio numa solução aquosa. A libertação de oxigénio nascente do peróxido de hidrogénio ocorre segundos após o contacto com as superfícies dentárias, enquanto o peróxido de carbamida permanece ativo durante 40 a 90 minutos. As ligações duplas de cadeias moleculares complexas com pigmentos de elevado peso molecular são quebradas pelo oxigénio nascente. Como consequência, a alteração na configuração e tamanho do pigmento leva a uma alteração no comprimento de onda da luz reflectida e à mudança da coloração para uma cor mais clara. Na melhor das hipóteses, isto leva a uma redução efectiva ou à eliminação da descoloração. No entanto, após o processo de branqueamento, pode ser observado um efeito de recuperação da cor, resultante de uma reforma das ligações duplas das moléculas.

<u>TIPOS DE BRANQUEAMENTO DE DENTES VITAIS</u>

Existem quatro abordagens geralmente utilizadas que incluem

(1) Em gabinete e administrado por profissionais

(2) No domicílio e administrado por um profissional

(3) Procedimentos disponíveis no mercado e auto-administrados que utilizam produtos à base de peróxido de hidrogénio ou peróxido de carbamida

(4) Tratamentos combinados.[39]

A. BRANQUEAMENTO EM CONSULTÓRIO

Agentes vulgarmente utilizados-

- Peróxido de carbamida, normalmente em concentrações de 3% a 20%
- Peróxido de hidrogénio 10-35%

Fontes de luz utilizadas-

- Luzes ultravioletas convencionais

- Lâmpadas de tungsténio-halogénio e de xénon-halogénio

- Lâmpadas de arco de plasma

- LEDs

- Lasers de CO_2

Protocolo clínico

1. Antes de iniciar o procedimento de branqueamento, um diagnóstico deve confirmar que as descolorações podem ser resolvidas por branqueamento externo. O paciente deve ser informado sobre a história, os procedimentos envolvidos no tratamento, o resultado esperado do procedimento e o potencial de re-descoloração.

2. Deve ser efectuado um exame clínico completo para detetar cáries, defeitos de desenvolvimento, doenças endodônticas ou periodontais e outras condições patológicas na cavidade oral.

3. Os pacientes devem efetuar uma consulta de higiene antes da sessão de branqueamento para verificar se os tecidos gengivais estão sãos e se as áreas a branquear estão livres de cálculo ou placa bacteriana.

4. Devem ser tiradas fotografias clínicas no início, durante e no final do tratamento, com o dente junto a um guia de cor para servir de referência para o profissional e para o doente.

5. O doente e os profissionais de medicina dentária devem usar óculos de proteção adequados.

6. Os dentes devem ser novamente limpos com taças de borracha e pedra-pomes. As bochechas devem ser retraídas com retratores fotográficos ou rolos de algodão. O isolamento do dique de borracha é obrigatório. É importante criar um selo apertado na margem gengival para evitar a fuga de agentes branqueadores.

7. O gel branqueador potente é misturado de acordo com as recomendações do fabricante e aplicado nas

superfícies vestibulares dos dentes numa espessura de 2 a 3 mm com um pincel descartável.

8. Dependendo da fonte de luz, cada dente é exposto até três passagens durante 3 a 10 segundos, de acordo com as recomendações do fabricante. O gel pode permanecer nos dentes durante mais 3 a 5 minutos sem ativação da luz.

9. O gel deve ser removido com uma gaze húmida e água em abundância, depois limpo com pedra-pomes uma segunda vez e enxaguado novamente para garantir que todos os restos do gel branqueador foram removidos.

10. O dique de borracha e quaisquer rolos de algodão e retractores remanescentes são removidos. Utilizam-se novamente lavagens com água e inspeccionam-se todos os tecidos.

11. Os dentes devem ser polidos e deve ser aplicado um gel de fluoreto de sódio de pH neutro.

12. O doente deve ser instruído a abster-se de tabaco, café, chá, cola e vinho durante um período de 2 semanas.

B. Branqueamento externo em casa

Para os pacientes que não queiram submeter-se a um procedimento em consultório, existe a possibilidade de efetuar um branqueamento externo em casa com moldeiras de branqueamento feitas à medida. Estas podem ser facilmente adquiridas numa farmácia, necessitando apenas de uma adaptação grosseira após amolecimento em água quente, ou podem ser fabricadas num laboratório dentário. [40]

Agentes vulgarmente utilizados-

- Peróxido de carbamida, normalmente em concentrações de 10% a 22%

- Peróxido de hidrogénio 4-7,5%

Protocolo clínico

1. O branqueamento caseiro profissional envolve o fabrico de uma moldeira personalizada e bem adaptada, após a realização de moldes e modelos.

2. As moldeiras são normalmente feitas com moldes de alginato. Aquando da entrega, as moldeiras devem ser verificadas quanto à sua adaptação, suavidade nas margens e oclusão.

3. O paciente deve colocar várias gotas de gel branqueador na moldeira antes de cada aplicação.

4. Os pacientes que usam as moldeiras durante o dia podem optar por substituir o gel a cada 2 horas.

5. Os doentes que utilizam as moldeiras durante o dia devem ser observados uma vez por semana durante 3 semanas; os utilizadores noturnos devem ser observados de 15 em 15 dias durante 6 semanas.

O sucesso do branqueamento em casa depende sobretudo da cooperação do paciente. Os riscos incluem potenciais problemas de adesão e a possibilidade de utilização excessiva do agente branqueador. Os resultados das técnicas de branqueamento em casa tendem a manter-se estáveis durante 1 a 10 anos.[41]

Maillart *et al*[42] compararam os resultados dos sistemas de branqueamento caseiro e o impacto na satisfação dos pacientes e concluíram que o branqueamento com géis de peróxido de hidrogénio a 10% em moldeiras pré-cheias e personalizadas representa uma alternativa eficaz para a alteração da cor dos dentes, com uma aceitação dos pacientes semelhante à do peróxido de carbamida a 10% convencional.

C. Agentes branqueadores de venda livre

Os agentes de branqueamento de venda livre que estão a ser comercializados incluem sistemas de moldeira, sistemas sem moldeira, gomas de mascar, pastas dentárias, tiras de branqueamento e produtos de pintura. Os fundamentos científicos subjacentes a estes sistemas não se justificam porque a causa da descoloração dos dentes é diversa. Estes produtos actuam principalmente removendo apenas as manchas extrínsecas da superfície.[42]

Pasta de dentes branqueadora

Estes dentífricos contêm maiores quantidades de partículas abrasivas e detergentes do que agentes branqueadores em comparação com os dentífricos normais e removem manchas extrínsecas na superfície do dente. As enzimas contidas nas suas fórmulas químicas provocam a decomposição de moléculas orgânicas na película. Não se deve ignorar que as partículas abrasivas podem causar uma perda permanente de esmalte nas superfícies dos dentes. Algumas pastas de dentes podem conter concentrações relativamente baixas de peróxido de carbamida ou peróxido de hidrogénio como agente branqueador em vez de partículas abrasivas. O agente branqueador deve ser mantido separado do dentífrico até à sua utilização para manter o agente estável. A tecnologia de tubos de câmara dupla permite esta separação. Afirma-se que a cor dos dentes pode ser branqueada um a dois tons com pastas dentífricas branqueadoras. Para além disso, uma pasta de dentes de sílica contendo covarine azul tem atraído grande atenção nos últimos anos. Com esta pasta de dentes, que é um bom exemplo da adaptação do metamerismo à medicina dentária, os dentes são vistos como mais brancos.

Pastas de dentes branqueadoras disponíveis no mercado-

- Pasta de dentes branqueadora Boka refresh mint
- Colgate optic white pro series
- Pasta de dentes branqueadora de menta Marvis
- Pasta de dentes extra branca Sensodyne
- Pasta dentífrica Crest 3D white

Colutórios branqueadores

Os colutórios branqueadores contêm uma baixa concentração de peróxido de hidrogénio (2%) e hexametafosfato de sódio para evitar a descoloração dos dentes. A utilização prolongada pode irritar a mucosa oral e provocar sensibilidade dentária. [43]

Produtos disponíveis no mercado-

- Colgate colutório branqueador

- Pasta dentífrica ACT anti-cárie e branqueadora

- Bochechos Crest 3D white

- Tónico branqueador Popwhite

- Colutório Therabreath

Tiras de branqueamento

Recentemente, foram desenvolvidas tiras de branqueamento para facilitar a aplicação do gel branqueador como alternativa a outros sistemas de branqueamento.[44,45] Estas tiras de branqueamento contêm 150-200 mg de gel branqueador homogeneamente distribuído na superfície de um material flexível de polietileno. A concentração de peróxido de hidrogénio varia entre 5,3% e 6,5%,[46] e os pacientes são aconselhados a utilizar este sistema durante 30 minutos, duas vezes por dia, durante 14 dias. As tiras de branqueamento são muito populares porque são fáceis de aplicar, económicas e têm um efeito de branqueamento considerável. [47]

Tiras de branqueamento disponíveis no mercado-

- Tiras de branqueamento dentário Daybreak
- Tiras Crest 3D
- Tiras brancas 3D
- Tiras de Bonayu

Sistemas de pintura

Estes produtos baseiam-se na aplicação de uma suspensão contendo peróxido de hidrogénio ou peróxido de carbamida na superfície do dente com uma escova.[48]

No entanto, a sua atividade de branqueamento é consideravelmente baixa. Isto deve-se, muito provavelmente, ao curto tempo de contacto do agente branqueador.[49]

Disponível comercialmente -

- Viva style paint on plus
- Tinta branca para dentes Bobisuka
- TINT Tinta dentária instantânea para dentes super brancos

Branqueadores de dentes à base de moldeiras

Estes produtos de branqueamento são oferecidos diretamente ao consumidor sem qualquer controlo do dentista, como acontece com outros produtos cosméticos. Os produtos OCT apareceram nos Estados Unidos no início dos anos 2000. Estes produtos branqueiam os dentes a custos inferiores aos dos tratamentos profissionais. No entanto, estes produtos são geralmente dispersos por moldeiras padrão/uniformes e podem causar irritação gengival porque são aplicados sem moldeiras personalizadas.[50]

Kits disponíveis no mercado-

- Kit iSmile LED

- Kit branco Cali

- Kit de branqueamento LED da Colgate

Um estudo realizado por Manso *et al*[51] descobriu que os produtos de branqueamento de venda livre que contêm H_2O_2 podem alterar significativamente as propriedades do esmalte, especialmente quando o tempo de aplicação é prolongado.[52]

D. TRATAMENTOS COMBINADOS

Os dentistas preferem frequentemente a utilização combinada das abordagens de branqueamento em consultório e em casa. A cooperação do paciente é outro fator importante para o sucesso do tratamento de branqueamento.[53] Em particular, para os pacientes com fraca motivação, iniciar o tratamento de branqueamento com o branqueamento em consultório antes do branqueamento em casa aumentaria a motivação para o tratamento e afectaria positivamente a sua cooperação.[54] Outra combinação é a utilização de pasta dentífrica branqueadora após os tratamentos de branqueamento. Esta combinação seria útil para evitar o máximo possível de rejuvenescimento após o branqueamento, de modo a manter a estabilidade da cor. Um ensaio clínico aleatório concluiu que o tratamento de branqueamento combinado resultou numa melhoria acentuada da cor, quando comparado com as duas técnicas utilizadas individualmente. Todos os protocolos de branqueamento resultaram numa melhoria significativa da perceção da saúde oral dos participantes, da satisfação com o sorriso e da brancura dos dentes.[55]

2. BRANQUEAMENTO INTERNO E EXTERNO SEM TRATAMENTO DO CANAL RADICULAR

Pedorella, Meyer e Woollard[56] descreveram uma técnica em que a cavidade de acesso é preparada através da remoção da dentina esclerótica na porção coronal do dente afetado, seguida da colocação de uma base/forro adequado no pavimento da cavidade preparada. A abordagem tem como objetivo resolver as preocupações estéticas com o branqueamento interno e externo sem tentar o procedimento de canal radicular. Aldaijy *et al*[57] apresentaram um caso de branqueamento interno sem tratamento endodôntico intencional do canal radicular de uma obliteração do canal pulpar que levou à descoloração dos dentes anteriores superiores após uma lesão traumática.

Protocolo clínico

1. Foi tirada uma fotografia antes do tratamento para referência futura.

2. As tonalidades dos dentes foram registadas nas regiões cervical e medial.

3. Foi administrada ao doente anestesia local na gengiva em redor do dente. Foram utilizados grampos de borracha nos dentes anteriores para os isolar do dente.

4. Foram efectuadas pequenas ranhuras para aceder à cavidade utilizando a broca redonda de carboneto número #4 e a broca de fissura cónica #170 com peças de mão de alta velocidade e arrefecimento a água a partir do lado lingual.

5. Foi colocada uma restauração de Cimento de Ionómero de Vidro (CIV) ao nível da junção cemento-esmalte (JCE) como barreira; esta foi também assistida com um condensador e instrumentos de plástico.

6. Foi utilizada uma solução salina para irrigar a câmara dentária - Opalescence Endo (Ultradent Products, South Jordan, UT, EUA), um gel especialmente

formulado com peróxido de hidrogénio a 35% (pH 5), foi aplicado utilizando a técnica de branqueamento "walking".

7. O gel foi também aplicado na cavidade. Finalmente, foi aplicado o material de preenchimento temporário Cavit™ ESPE da 3M (Maplewood, MN, EUA) com uma elevada dureza superficial para selar o dente.

8. O doente recebeu instruções pós-operatórias e foi-lhe pedido que avisasse imediatamente se a obturação temporária não ficasse intacta.

9. Foi efectuado um acompanhamento constante do doente com intervalos de uma semana, duas semanas e um mês.

10. O agente de branqueamento foi mudado após uma semana e duas semanas. Após o resultado satisfatório, a cavidade de acesso foi restaurada com um compósito de resina, utilizando a técnica de ataque ácido para melhorar a estabilidade da nova cor do dente e evitar a recontaminação com bactérias.

3. RESTAURAÇÕES DE COBERTURA TOTAL/PARCIAL

Restaurar dentes descolorados nem sempre é simples, particularmente quando apenas um dos dentes (maioritariamente anterior) que já não respondeu ao branqueamento, está envolvido no plano de tratamento. O tratamento depende do grau de descoloração, da quantidade e qualidade da estrutura dentária, das distâncias biológicas, da posição dos dentes, da oclusão e das expectativas dos pacientes.

Uma faceta é uma camada de material da cor do dente que é aplicada a um dente para restaurar defeitos localizados ou generalizados e descolorações intrínsecas. Normalmente, as facetas são feitas de compósito aplicado diretamente, compósito processado, porcelana ou materiais cerâmicos prensados. As indicações comuns para facetas incluem dentes com superfícies faciais malformadas, descoloradas, desgastadas ou erodidas ou com restaurações defeituosas.

Existem dois tipos de facetas estéticas:

 (1) facetas parciais

 (2) facetas completas

As facetas parciais são indicadas para a restauração de defeitos localizados ou áreas de descoloração intrínseca.

As facetas completas são indicadas para a restauração de defeitos generalizados ou áreas de coloração intrínseca que envolvam a maior parte da superfície facial do dente.

Quando apenas alguns dentes estão envolvidos ou quando toda a superfície facial não está defeituosa (ou seja, facetas parciais), as facetas compostas aplicadas diretamente podem ser concluídas na cadeira do paciente numa única consulta. Para casos que envolvam crianças pequenas ou um único dente descolorido, ou quando o tempo ou o dinheiro do paciente são limitados, impedindo uma faceta fabricada em laboratório, a técnica direta é uma opção viável.

Técnica de faceta direta

1. Facetas parciais diretas

Pequenas descolorações intrínsecas localizadas ou defeitos que estão rodeados por esmalte saudável são idealmente tratados com facetas parciais diretas. Estes defeitos podem ser restaurados numa única consulta com um compósito fotopolimerizável.

- Os passos preliminares incluem a limpeza, a seleção da tonalidade e o isolamento com rolos de algodão ou dique de borracha.

- A forma do contorno é ditada exclusivamente pela extensão do defeito e deve incluir todas as áreas descoloradas.

- O médico deve utilizar um instrumento diamantado grosseiro, elíptico ou redondo, com um líquido de arrefecimento ar-água para remover o defeito.

- Após a preparação, o condicionamento e a restauração das áreas defeituosas, são vistas as facetas parciais acabadas.

- Normalmente, é desejável remover todo o esmalte descolorido na direção pulpar.

- Se todo o defeito ou mancha for removido, recomenda-se a utilização de um compósito micropreenchido para restaurar a preparação. Os microenchimentos são excelentes materiais de "substituição do esmalte" devido às suas propriedades ópticas. Se o dente tiver sido mantido num estado hidratado, o compósito micropreenchido pode ser posicionado numa base experimental para avaliar a exatidão da cor antes da restauração final.

- No entanto, se uma área residual ligeiramente manchada ou uma mancha branca permanecer no esmalte, pode ser utilizado um compósito intrinsecamente menos translúcido em vez de estender a preparação até à dentina para eliminar o defeito.

Facetas **Totais Diretas**

A descoloração extensa do esmalte devido a calcificação envolvendo vários dentes pode ser tratada através da colocação de facetas totais diretas.

- Após a limpeza dos dentes a receber as facetas e a seleção da cor, a área é isolada com rolos de algodão e cordas de retração.

- A preparação dos dentes é efectuada com um instrumento diamantado de ponta arredondada e grossa.

- A preparação da janela é normalmente efectuada a uma profundidade aproximadamente equivalente a metade da espessura do esmalte facial, variando entre aproximadamente 0,5 e 0,75 mm a meio da face e diminuindo até uma profundidade de cerca de 0,3 a 0,5 mm ao longo da margem gengival, dependendo da espessura do esmalte.

- Um chanfro bem definido ao nível da crista gengival proporciona uma margem de preparação definida para os procedimentos de acabamento subsequentes.

- Quando existem espaços interdentários, os preparos devem ser alargados das superfícies faciais para as superfícies mesiais, terminando nos ângulos da linha mesiolingual. Esta extensão lingual do preparo permite o restabelecimento correto de todo o contorno proximal do dente na restauração final.

- Após o condicionamento ácido durante 15 segundos, aplica-se o adesivo e procede-se à colocação do compósito no dente em incrementos.

- Depois de terminada a primeira faceta, os outros dentes são restaurados de forma semelhante.

Técnica **de facetas indirectas**

Muitos dentistas consideram que a preparação, colocação e acabamento de várias facetas diretas de uma só vez é demasiado difícil, fatigante e demorada. Alguns pacientes ficam desconfortáveis e inquietos durante as consultas longas. Além disso, as tonalidades e os contornos das facetas podem ser mais bem controlados quando feitas fora da boca num molde. Por estas razões, as técnicas de facetas indirectas são geralmente preferíveis.

 As facetas indirectas são feitas principalmente de

(1) Compósito transformado

(2) Porcelana feldspática

(3) Cerâmica moldada ou prensada

Devido à sua resistência superior, durabilidade e conservação da estrutura dentária, a porcelana feldspática ligada a preparações intra-esmalte tem sido historicamente a abordagem preferida para as técnicas de revestimento indireto utilizadas pelos dentistas. Alguns materiais de revestimento cerâmico prensado oferecem qualidades estéticas comparáveis, mas podem exigir uma preparação dentária mais profunda, que se localiza frequentemente na dentina. Os estudos mostram que a força de ligação à dentina diminui com o tempo e que as facetas de porcelana colocadas em preparações intra-esmalte oferecem os melhores resultados a longo prazo. No entanto, as cerâmicas prensadas ou fundíveis mais recentes, atualmente disponíveis, podem ser fabricadas com dimensões muito mais finas, tornando-as também opções viáveis para o fabrico indireto. Embora sejam necessárias duas consultas para facetas indirectas, o tempo de cadeira é reduzido porque muito do trabalho foi feito no laboratório. Podem ser obtidos excelentes resultados quando se segue uma avaliação clínica adequada e procedimentos operacionais cuidadosos. As facetas indirectas são fixadas ao esmalte por condicionamento ácido e colagem com cimento de resina fotopolimerizável.

Facetas **sem preparação**

Uma abordagem que está a ser utilizada para as facetas indirectas é colocá-las nos dentes sem preparação dentária. Embora esta abordagem "sem preparação" possa, à partida, parecer desejável, pode mais tarde causar problemas se não for feita uma seleção adequada do caso. As facetas sem preparação são melhor utilizadas quando os dentes são inerentemente subcontornados, quando estão presentes espaços interdentários ou embrasures incisais abertos, ou quando ambas as condições existem.

Facetas **de porcelana gravadas**

O tipo preferido de faceta indireta é a faceta de porcelana condicionada (ou seja, feldspática). As facetas de porcelana condicionadas com ácido fluorídrico são capazes de atingir elevadas forças de ligação ao esmalte condicionado através de um meio de ligação de resina. Para além das elevadas forças de ligação, as facetas de porcelana condicionadas são altamente estéticas, resistentes às manchas e compatíveis com o periodonto. A incidência de fratura coesiva para facetas de porcelana condicionada é também muito baixa. No entanto, tal como referido anteriormente, a chave para o sucesso a longo prazo das facetas de porcelana condicionada é a utilização de uma preparação intra-esmalte conservadora. As preparações na dentina devem ser evitadas porque praticamente todos os problemas associados às facetas de porcelana condicionadas (descolagem, coloração marginal acelerada, sensibilidade dentária, etc.) ocorrem quando quantidades excessivas de dentina são expostas na preparação da faceta.[56]

Gresnigt *et al*[58] compararam a taxa de sobrevivência e a qualidade da sobrevivência de facetas de resina composta indireta e facetas laminadas de cerâmica e concluíram que as facetas de cerâmica em dentes anteriores maxilares neste estudo tiveram um desempenho significativamente melhor em comparação com as facetas laminadas indirectas de compósito após uma década, tanto em termos de taxa de sobrevivência como em termos de qualidade das restaurações sobreviventes.

Abdulrahman[59] comparou a capacidade de selamento marginal das facetas laminadas compostas quando se empregam dois tipos de técnicas de facetas: facetas diretas e diretas-indirectas, bem como dois tipos de resina composta: restaurações de resina composta nanohíbrida e micropreenchida. Verificaram que a capacidade de selamento da margem gengival da interface dente/compósito é melhor quando se aplica a técnica de facetas diretas-indirectas com resina composta nanohíbrida do que a técnica de facetas diretas com material de resina composta micropreenchido.

RESTAURAÇÃO DE COBERTURA TOTAL - COROAS

A coroa é um substituto artificial que restaura a estrutura dentária em falta, envolvendo parte ou toda a estrutura restante com um material como metal fundido, porcelana, acrílico, compósito ou uma combinação de materiais como metal e porcelana, metal e acrílico, etc.

De acordo com o material utilizado para o fabrico, a coroa de faceta total pode ser dos seguintes tipos

i. Coroa de porcelana fundida em metal (PFM)

A coroa é fabricada utilizando uma subestrutura metálica sobre a qual é fundida uma faceta cerâmica. São indicadas quando é necessária resistência e estética e existe estrutura dentária suficiente.

ii. Coroa totalmente em cerâmica

A coroa totalmente em cerâmica é fabricada sem o apoio do metal. A porcelana de alta resistência (Procera, All Ceram, etc.) pode ser utilizada na rotina. Estas são indicadas para dentes anteriores e posteriores, onde a estética é a prioridade. Uma coroa totalmente em cerâmica proporciona uma melhor estética.

iii. Coroa de Porcelana Colada com Resina

A coroa de porcelana colada com resina é semelhante à faceta de porcelana, proporcionando cobertura em todas as superfícies e conservando o tecido dentário. A resistência destas restaurações depende em grande parte da ligação da resina, uma vez que não existe um núcleo cerâmico de reforço. É possível obter uma estética excelente com uma preparação muito menos destrutiva em comparação com as coroas totalmente em cerâmica e em porcelana fundida com metal.

A quantidade de redução do dente depende do espaço necessário para acomodar diferentes materiais, de acordo com a necessidade e a escolha do paciente. Os princípios básicos da preparação do dente devem ser tidos em conta durante a preparação do dente para coroas totais. Não existe uma sequência fixa de passos para a redução do dente; no entanto, é preferível a seguinte sequência.

- Redução oclusal/incisal
- Redução proximal
- Redução buco-labial/lingual
- Local e configuração das margens

- Colocação de dispositivos de retenção suplementares (se necessário)

- Acabamentos e casa de banho

Assim, a medicina dentária contemporânea oferece diferentes opções para estas situações clínicas, que incluem o mascaramento e a simulação com facetas diretas ou indirectas de compósito ou laminado cerâmico, bem como coroas de cobertura total.[60]

GESTÃO DA OBLITERAÇÃO SINTOMÁTICA DO CANAL PULPAR

A calcificação do canal pulpar é considerada um sinal de cicatrização em dentes traumatizados; no entanto, devido à potencial necrose pulpar subsequente, a terapia é amplamente discutida. O desafio clínico é realizar uma terapia endodôntica profilática no início da PCC antes que o processo de calcificação torne o canal radicular de difícil acesso ou observar até que os sinais e sintomas de necrose pulpar estejam presentes.

I. **ABORDAGEM NÃO CIRÚRGICA** - Os dentes sintomáticos (sensíveis à percussão) e/ou com lesão periapical associada requerem uma intervenção terapêutica ativa. A terapia endodôntica convencional não cirúrgica é o tratamento de eleição, uma vez que pode eliminar os focos de infeção do espaço do canal radicular.

II. **ABORDAGEM CIRÚRGICA** - Nos casos em que a infeção persiste mesmo após tratamento não cirúrgico, é necessária uma abordagem cirúrgica.

CÂMARA PULPAR CALCIFICADA

ANATOMIA DA CÂMARA PULPAR E ACESSO CORONAL AO SISTEMA DE CANAIS CALCIFICADOS

O tratamento dos canais calcificados começa com o acesso à câmara pulpar. A câmara pulpar encontra-se no centro da coroa anatómica e a sua anatomia interna assemelha-se à forma da superfície oclusal. Ocasionalmente, calcificações discretas ou difusas podem alterar o tamanho da câmara pulpar. As calcificações discretas podem aparecer como nódulos ou cálculos pulpares. Os cálculos pulpares ocorrem mais frequentemente na polpa coronal. De acordo com a sua localização, os cálculos pulpares podem ser embutidos, aderentes e livres. Os cálculos pulpares aderentes e embutidos podem restringir a instrumentação se causarem o bloqueio dos orifícios do canal ou se estiverem localizados ao nível da curvatura. As calcificações difusas podem ser geralmente observadas nos canais radiculares de adultos mais velhos, mas também podem estar presentes na câmara pulpar de pacientes mais jovens afectados por cáries. Dentes severamente calcificados estão predispostos à perfuração do dente durante o acesso à câmara pulpar ou na localização inicial do orifício do canal. Pedras presas impedem a passagem fácil de exploradores ou outros instrumentos endodônticos pelo canal. Normalmente, o processo de calcificação progride na direção corono-apical, pelo que, uma vez capturado o canal inicial, um instrumento tende a progredir facilmente à medida que avança em direção ao terminal do canal. Para negociar canais calcificados, a anatomia da câmara pulpar deve ser revelada. Com base no estudo anatómico de 500 dentes, foram propostas várias leis para ajudar a determinar a posição da câmara pulpar, bem como a localização e o número de orifícios dos canais radiculares em cada grupo de dentes:

- **Lei da centralidade:** O assoalho da câmara pulpar está sempre localizado no centro do dente, ao nível da junção cemento-esmalte (JCE).

- **Lei da concentricidade**: As paredes da câmara pulpar são sempre concêntricas à superfície externa do dente ao nível da JCE, ou seja, a anatomia da superfície externa da raiz reflecte a anatomia interna da câmara pulpar.

- **Lei da JCE:** A distância da superfície externa da coroa clínica à parede da câmara pulpar é a mesma em toda a circunferência do dente ao nível da JCE.

- **Lei da simetria 1:** exceto nos molares superiores, os orifícios dos canais são equidistantes de uma linha traçada no sentido mesiodistal, através do pavimento da câmara pulpar.

- **Lei da simetria 2:** Com exceção dos molares superiores, os orifícios dos canais situam-se numa linha perpendicular a uma linha traçada no sentido mesiodistal que atravessa o centro do pavimento da câmara pulpar.

- Lei da mudança de cor: A cor do chão da câmara de polpa é sempre mais escura do que a das paredes.

- Lei da localização do orifício 1: Os orifícios dos canais radiculares estão sempre localizados na junção das paredes e do pavimento.

- Lei da localização do orifício 2: Os orifícios dos canais radiculares estão localizados nos ângulos da junção pavimento-parede.

- Lei da localização do orifício 3: Os orifícios dos canais radiculares estão localizados na extremidade das linhas de fusão do desenvolvimento radicular.

Para tirar o máximo proveito dessas leis, é indispensável o uso de ampliação microscópica e iluminação coaxial. A exploração microscópica através de uma cavidade de acesso pode revelar todas as variações anatómicas e limites da câmara pulpar, resultando na identificação de todos os orifícios do canal, a sua topografia e ângulo de entrada. O equipamento específico necessário inclui brocas miniaturizadas de haste longa, exploradores endodônticos finos, espelhos altamente reflectores, suportes de limas, pontas ultra-sónicas e corantes de diagnóstico. Normalmente, a primeira penetração na câmara pulpar é efectuada com uma broca cónica diamantada de extremidade arredondada. Uma vez dentro da câmara, podem ser utilizadas brocas multi-lâminas de carboneto não cortantes para o alargamento e refinamento seguros da cavidade de acesso. Para uma pesquisa mais profunda dos orifícios do canal através do pavimento da câmara pulpar, podem ser benéficas brocas mais compridas de diâmetros pequenos, como as brocas cónicas Endo-Guide (SSWhite, Lakewood, NJ, EUA) para microfissuras de acesso ou as brocas Munce de descoberta de baixa velocidade com extremidade redonda (CJM

Engineering, Inc. CA, EUA). Estas brocas são úteis para limpar os cornos pulpares e permitem a remoção selectiva de dentina. Também fornecem um corredor microscópico visual que permite o controlo direcional ao microscópio. Além disso, os exploradores finos são úteis na localização e determinação da direção dos canais radiculares (DG-16 e JW-17). As brocas de descoberta Munce são úteis quando é necessário descobrir canais profundos no interior da raiz. Os espelhos de superfície de ródio permitem uma grande visibilidade e transmissão de luz, especialmente através de pequenas cavidades de acesso ou restaurações indirectas, evitando a dupla imagem e a refração. As limas fixadas a um cabo ou montadas num suporte de limas são extremamente úteis na negociação de canais calcificados ao microscópio. A utilização de pontas diamantadas ultra-sónicas para o refinamento da cavidade de acesso ou localização do orifício permite remover a estrutura de dentina nas proximidades do assoalho pulpar com grande visibilidade. As pontas ultra-sónicas são também úteis para remover calcificações na câmara pulpar sem danificar as paredes de acesso ou o pavimento da câmara pulpar. Além disso, quando as pontas de ultra-sons são utilizadas sob o microscópio para localizar os orifícios dos canais radiculares, a anatomia acessória pode ser revelada com uma remoção mínima de dentina.

REMOÇÃO DA PEDRA DE CELULOSE

Dentículos/pedras pulpares, são depósitos calcificados de estrutura dura, irregular e muitas vezes indefinida, que são frequentemente a razão de dificuldades no tratamento endodôntico, causando obliteração parcial ou total da câmara e dos orifícios do canal. A remoção de dentículos da câmara pulpar é um procedimento complicado e difícil que requer um conhecimento pormenorizado da anatomia da câmara pulpar e do sistema de canais, competências operacionais profissionais, ampliação do local de operação e equipamento adequado. Tais preparações ajudam a evitar potenciais complicações, como perfuração e/ou enfraquecimento excessivo da estrutura do dente associado à remoção excessiva de tecidos duros. De acordo com a literatura, um único dente pode ter de 1 a 12 ou mais cálculos, com tamanho variando de partículas minúsculas a grandes massas que ocluem o espaço pulpar. O seu grande tamanho na câmara pulpar pode bloquear o acesso aos orifícios do canal e alterar a anatomia interna. As pedras presas podem desviar ou prender a ponta dos instrumentos de exploração, impedindo a sua passagem fácil para o canal. Para a remoção de dentículos, são frequentemente utilizadas brocas redondas padrão para peças de mão de baixa velocidade; no entanto, o fluxo de trabalho com as brocas Munce Discovery e/ou o scaler ultrassónico com pontas adequadas é mais fácil e permite uma boa visibilidade do local de operação. As potenciais complicações são perfurações ou enfraquecimento do dente após a remoção de grandes quantidades de tecido.[60]

De acordo com Syrynska *et al.*,[61] dentículos ocorreram nas câmaras pulpares de 69,4% dos indivíduos. Clinicamente, os cálculos pulpares, mesmo os grandes, são muito comuns e muitos métodos podem ser usados para removê-los da câmara pulpar e dos canais radiculares. Por vezes, um cálculo pulpar de grandes dimensões pode ser dissecado de uma cavidade de acesso utilizando brocas, mas a instrumentação ultra-sónica com a utilização de pontas especiais facilita a sua remoção. As pontas de ultra-sons podem ser utilizadas com ou sem refrigeração a água. Quando utilizadas em condições secas, recomenda-se a realização de várias pausas para a irrigação da cavidade pulpar com uma solução de enxaguamento de NaOCl ou EDTA. Em canais estreitos, os ultra-sons devem, idealmente, ser associados à ação dissolvente do hipoclorito de sódio nos tecidos à base de colagénio do canal para produzir um efeito sinérgico.

Recentemente, foi publicado um novo relatório sobre o potencial dos métodos não instrumentais para remover calcificações pulpares. Chen *et al*,[62] num estudo *ex-vivo*, avaliaram a remoção de calcificações com o sistema GentleWave® utilizando a imagem de micro-CT como método de estimativa. Os investigadores concluíram que as calcificações nos canais distais dos molares inferiores podiam ser parcial ou totalmente removidas pelo sistema de limpeza multissónico sem instrumentos.

A remoção de cálculos pulpares da câmara pulpar é um processo difícil, laborioso e demorado que requer não só habilidade e destreza, mas também equipamento dispendioso, como pontas ultra-sónicas, limas C pilot e dispositivos de ampliação. No entanto, estes procedimentos são adequados apenas para calcificações soltas e conduzem a uma perda excessiva de estrutura dentária e a uma maior taxa de insucesso. Com base neste pensamento, foram explorados meios químicos para dissolver os cálculos pulpares, de modo a reduzir as limitações acima referidas causadas pelos métodos instrumentais. Uma solução recentemente desenvolvida, o "Agente Descalcificante Simulado Fisiológico (PSDA)", com um pH de 2,5, foi formulada para dissolver os cálculos pulpares. Verificou-se que o PSDA é eficaz na descalcificação dos cálculos pulpares num período de tempo clinicamente relevante de 24 horas, sem afetar significativamente a integridade estrutural e os valores de dureza da dentina.[63]

ACESSO RADICULAR E ALARGAMENTO DO CANAL

Após o acesso coronal e a identificação do canal, segue-se o acesso radicular e a preparação anatómica do canal radicular. Atualmente, os principais métodos para tratar a calcificação dos canais radiculares incluem uma radiografia dentária pré-operatória adequada, uma boa ampliação (uma OM dentária), instrumentos como pequenas limas K ou limas C e equipamento ultrassónico com pontas endodônticas.

CAMINHO DE DESLIZAMENTO

O ponto de partida de todos os procedimentos de preparação do canal radicular é a negociação e a garantia de um túnel radicular suave desde o orifício do canal até ao terminal fisiológico. Embora na maioria das raízes a via de deslizamento anatómica esteja sempre presente, as dimensões, o conteúdo, a geometria e a topografia dos canais calcificados tornam-na difícil de seguir. Os canais calcificados que requerem tratamento do canal radicular podem ter calcificações (dentículos) com tamanhos de 50 µm a vários mm a qualquer nível ao longo das paredes do canal, da câmara pulpar ou ao nível da curvatura. A passagem de limas pequenas até ao terminal do canal para além das calcificações permite ao clínico estabelecer a patência desobstruída do canal antes do início da preparação mecânica. Na maioria das técnicas de instrumentação, sugere-se a pré-desarmação coronal do canal e a preparação de uma via de deslize. Foi demonstrado que o pré-alargamento coronal reduz a incidência de fratura do instrumento.[119] Foi demonstrado que um percurso de deslizamento pré-estabelecido reduz a tensão sobre os instrumentos rotativos do canal radicular na ponta, reduzindo assim o risco de fratura do instrumento.[64]

Um trajeto de deslizamento pode ser preparado com limas K de aço inoxidável ou instrumentos acionados por motor. As vantagens da utilização de limas K incluem uma melhor sensação tátil, um risco reduzido de fratura, uma melhor compreensão do canal e a capacidade de serem utilizadas em trajectórias tortuosas dos canais. Isto deve-se ao facto de serem fornecidas em tamanhos mais pequenos do que as limas de trajetória de deslizamento acionadas pelo motor. As desvantagens incluem maior fadiga do operador, sensibilidade técnica, especialmente para o operador inexperiente, maior tempo necessário para a criação da trajetória de deslizamento, risco de introdução de aberrações no canal, alteração da anatomia original e aumento da extrusão apical de detritos.

As vantagens das limas de deslizamento acionadas pelo motor incluem a redução do tempo de instrumentação, a diminuição da probabilidade de aberrações no canal (saliências, zips, transporte foraminal), a melhor preservação da anatomia do canal radicular, a redução da fadiga do operador e a redução da extrusão apical de detritos. As desvantagens incluem o aumento do risco de falha de torção quando encaixado na anatomia, a diminuição da sensação tátil, o custo adicional e a limitação da sua utilização apenas após o percurso de deslizamento inicial estar assegurado. Foi sugerido que durante a preparação mecânica de canais apertados, não deve ser utilizado nenhum instrumento acionado por motor onde não tenha sido colocado anteriormente um instrumento manual.[124] Todas as limas de trajetória de deslizamento acionadas por motor de NiTi disponíveis têm pontas não cortantes e, devido à sua extrema flexibilidade, não foram concebidas para a negociação inicial e fixação da trajetória de deslizamento.[64]

TÉCNICAS DE PROTECÇÃO DO PERCURSO DE DESLIZAMENTO

Embora as limas manuais possam produzir efeitos indesejáveis durante a instrumentação, são extremamente úteis para a negociação inicial de canais radiculares calcificados. Estabelecer e assegurar o trajeto de deslizamento em canais calcificados pode ser a parte mais difícil do procedimento de instrumentação e é principalmente um procedimento com instrumentos manuais. Qualquer caminho estreito desde o orifício do canal até ao forame radiográfico que bloqueie a negociação das limas K de tamanho 06-10 pode ser definido como um caminho de deslizamento difícil. Os trajectos de deslizamento maiores do que este podem ser aumentados de forma previsível com instrumentos rotativos ou alternativos sem a necessidade absoluta de utilizar limas manuais de aço inoxidável. As limas de trajetória de deslizamento acionadas por motor funcionam melhor nestas situações, mesmo para operadores inexperientes. West[63] descreveu quatro razões pelas quais uma lima K de tamanho 10 não seguiria até ao final da radiografia e sugeriu soluções:

a. O trajeto do canal pode estar bloqueado com colagénio, detritos, tecido fibrótico ou calcificações. A solução pode ser fazer uma curva apical abrupta com uma lima mais pequena (normalmente 0,06 ou 0,08), seguir suavemente e tocar na obstrução, remover a lima, irrigar, voltar a fazer a curva e repetir até a lima se mover mais profundamente.

c. O diâmetro da ponta da lima utilizada pode ser maior do que as dimensões do canal. A solução pode ser tão simples como escolher uma lima mais pequena.

d. O diâmetro do eixo da lima utilizada pode ser mais largo do que as dimensões do canal, impedindo uma negociação posterior. A solução pode ser mudar para uma lima mais pequena ou remover alguma dentina restritiva coronal e tentar novamente com a mesma lima.

Para assegurar a desafiante trajetória de deslizamento, há certos passos a seguir.

NEGOCIAÇÃO E TRAJECTÓRIA DE DESLIZAMENTO

Uma vez encontrado o orifício do canal, são selecionadas limas K de tamanho 06-10 para a exploração inicial do canal. A ponta da lima é inserida no orifício do canal e a lima é deixada sozinha para saltar na direção do canal de acesso. A utilização de um lubrificante é benéfica. A lima é utilizada com movimentos de relógio até se obter resistência. Se a lima atingir o comprimento, o canal pode ser alargado numa abordagem padronizada com limas manuais ou instrumentos rotativos. A lima é inserida utilizando a rotação no sentido dos ponteiros do relógio e uma ligeira pressão para dentro. O corte é efectuado utilizando a rotação no sentido contrário ao dos ponteiros do relógio e uma ligeira pressão para dentro. A continuação da rotação no sentido contrário ao dos ponteiros do relógio para além dos 120°, uma vez atingido o corte, alarga o canal até ao diâmetro de corte da lima. Além disso, a rotação no sentido contrário ao dos ponteiros do relógio ajuda a garantir o alargamento total do diâmetro. Após a conclusão de cada corte, a lima é novamente posicionada para o corte, utilizando um curso de colocação no sentido dos ponteiros do relógio de meia volta ou menos. Cada colocação é seguida de uma rotação de corte no sentido anti-horário. Esta sequência é repetida até se atingir a profundidade de trabalho. Quando o alargamento tiver sido efectuado, é utilizada uma rotação final de limpeza no sentido dos ponteiros do relógio para carregar os detritos do canal para as ranhuras e para elevar esses detritos para longe do forame apical. Em situações de desafio em que a lima é bloqueada antes do terminal radiográfico, deve ser iniciada a segunda etapa do processo de desafio da trajetória de deslizamento.

SEGURANÇA DE TRAJECTÓRIA DESAFIANTE

Ao nível da obstrução, uma radiografia de trabalho pode ser benéfica para revelar o nível exato e possivelmente a razão da obstrução. O avanço apical adicional da lima K de tamanho 10 pode ser impedido pelas seguintes razões:

a. A curvatura do canal começa neste nível.

b. O canal pode dividir-se em dois ou mais ramos.

c. O canal pode ser estreitado para um tamanho mais pequeno.

d. O conteúdo do canal pode ser fibrótico, calcificado e resistente à penetração.

e. O canal pode ter uma alteração patológica da anatomia interna, como reabsorção interna, e a lima pode ficar presa na área de reabsorção.

f. O canal pode ter uma alteração iatrogénica da anatomia, como uma saliência que bloqueie a continuação da negociação.

g. O canal pode ter uma constrição coronal suficientemente grande para permitir a passagem da ponta da lima K de tamanho 10, mas não o comprimento total do instrumento cónico.

 h. O canal pode estar bloqueado iatrogenicamente com resíduos dentinários de uma tentativa anterior de negociação.

As técnicas clínicas para gerir um canal obstruído são:

Se o canal estiver calcificado ou fibrótico, o tecido pode resistir a uma maior penetração. A solução é a utilização de limas mais rígidas que possam suportar mais pressão. A irrigação abundante com soluções de NaOCl em alternativa ao EDTA 17% pode ser capaz de amolecer os tecidos fibróticos ou calcificados, respetivamente, e permitir uma maior penetração da lima.

As vias fibróticas ou calcificadas resistem ao avanço da lima. Para desbloquear as vias, é necessária uma irrigação frequente com a utilização alternativa de um quelante e hipoclorito de sódio. O quelante actuará no componente inorgânico da obstrução da lama dentinária, expondo a matriz de colagénio. A matriz colagénica orgânica exposta pode ser dissolvida com hipoclorito de sódio. A utilização de instrumentos rígidos pré-curvados em combinação com o protocolo de irrigação sugerido pode proporcionar um pequeno caminho para a penetração das limas até ao WL. Uma vez atingido o WL, é necessária uma mudança para limas K mais macias para assegurar ainda mais o trajeto de deslizamento com desvios mínimos do trajeto inicial.

Nalguns casos, pode ser necessária a combinação de duas ou mais das soluções acima referidas para garantir a trajetória de deslizamento. Também pode ser necessário alternar entre as diferentes soluções para obter um resultado bem sucedido na proteção da trajetória deslizante.

O desafio da fixação da trajetória de deslizamento deve ser gerido eficazmente seguindo os passos sugeridos antes de qualquer instrumentação com motor. A preparação de uma trajetória de deslizamento antes da moldagem com instrumentos acionados por motor demonstrou proporcionar melhores resultados em termos de falha mecânica, capacidade de moldagem, extrusão apical de detritos e formação de defeitos dentinários, quando comparada com a ausência de criação de trajetória de deslizamento.

INSTRUMENTOS ACCIONADOS POR MOTOR

Na ausência de constrições, as limas de aço inoxidável convencionais teriam resultados tão bons como os produzidos pelos instrumentos de níquel-titânio. As limas de aço inoxidável podem manter as arestas afiadas durante mais tempo. Infelizmente, a maioria dos canais na dentição humana são curvos. As constrições do canal radicular podem causar tensões de torção excessivas e fadiga cíclica nas limas de aço inoxidável convencionais, resultando num transporte indesejável do canal e na separação dos instrumentos. Além disso, a instrumentação manual pode extrudir detritos ou empurrá-los lateralmente para a anatomia lateral. Em contraste, a instrumentação mecânica pode recolher e remover detritos do sistema de canais numa direção coronal. A introdução das ligas de NiTi permitiu o fabrico de limas cónicas que podem ser utilizadas com movimentos de rotação ou reciprocidade. As inovações adoptadas pelos fabricantes permitiram a produção de novas ligas de NiTi.

FACTORES RELACIONADOS COM A DESINFECÇÃO

A curvatura do canal radicular, como fator anatómico, pode influenciar a preparação quimio-mecânica. Os canais calcificados tendem a ser alargados para preparações apicais mais pequenas, reduzindo o espaço disponível para uma desinfeção eficaz. A capacidade de uma solução irrigante ser distribuída no terço apical depende dos seguintes factores:

a. A técnica de irrigação

b. O nível de penetração da agulha

c. O tipo e o calibre da agulha

d. A anatomia do canal

e. O tamanho final e a conicidade da preparação do canal radicular

f. As técnicas de ativação do irrigante utilizadas.

Nos canais calcificados, mesmo as agulhas mais pequenas ficam longe do terço apical. Por conseguinte, é aconselhável utilizar técnicas de irrigação melhoradas para melhorar o processo de desinfeção. As estratégias que têm sido desenvolvidas ao longo dos anos para melhorar o processo químico incluem novos sistemas que substituem a estratégia de desinfeção convencional ou complementam os seus resultados. A ativação de irrigantes com instrumentos sónicos ou ultra-sónicos, as técnicas de irrigação por pressão negativa, a irrigação activada por laser a níveis de potência sub-ablativos e o sistema multissónico Sonendo são algumas das estratégias para melhorar a capacidade de limpeza e a eficácia da desinfeção. Nestes casos, as agulhas de irrigação mais finas e flexíveis (31-32 G) podem chegar mais perto do terço apical; no entanto, as agulhas pequenas requerem a aplicação de uma força três a seis vezes maior na seringa, em comparação com uma agulha de 30 G, para obter o mesmo caudal. Outras técnicas de irrigação, como a irrigação por pressão negativa apical e a irrigação activada por laser, são também limitadas pela menor preparação apical dos canais calcificados. É também improvável que a ativação sónica ou ultra-sónica possa proporcionar vantagens clínicas nestes canais. Os contactos multiponto com a parede dentro de canais apertados irão provavelmente amortecer a oscilação do instrumento de ativação mais do que em canais rectos. Autores anteriores confirmaram as diferenças no desempenho da ativação ultra-sónica em canais rectos e curvos. Por outro lado, outro estudo laboratorial não conseguiu revelar qualquer influência da curvatura na penetração do irrigante apicalmente a uma lima ultra-sónica. O fluxo fotoacústico iniciado por fotões (PIPS) também não parece proporcionar uma vantagem contra as bactérias em canais radiculares preparados com tamanhos apicais inferiores a 30. Com base nas evidências disponíveis, as principais alternativas para a ativação do irrigante em canais calcificados são a ativação dinâmica manual utilizando pontos de guta-percha ou um sistema de ativação multissónica. Além disso, o aumento da temperatura do hipoclorito de sódio pode diminuir a sua viscosidade e melhorar o fluxo e a eficácia do irrigante em canais calcificados e estreitos.

DIRECÇÕES FUTURAS

Recentemente, a irrigação assistida por máquinas, como a PIPS (Fotona LLC) e o sistema multissónico GentleWave (GW) (SonendoInc, LagunaHills, Ca, EUA), foi introduzida para melhorar a limpeza de canais minimamente instrumentados ou mesmo de canais não instrumentados. Um método sem instrumentação tem a vantagem de poupar a estrutura dentária, evitando todos os riscos de instrumentação da gestão de canais radiculares calcificados.

Recentemente, as áreas dos canais radiculares não instrumentadas de pré-molares intactos limpos com um método sem instrumentação revelaram abundantes irregularidades superficiais em diferentes partes dos canais radiculares que estavam completamente limpos de restos de tecido e detritos de dentina. Os resultados deste estudo indicam que é possível limpar completamente os canais radiculares sem instrumentação em pré-molares intactos de raiz única extraídos por razões ortodônticas. Resta saber se o mesmo resultado de limpeza é possível em canais calcificados no futuro.[65]

PROCEDIMENTOS CIRÚRGICOS

As complicações anatómicas do sistema de canais radiculares, tais como canais pequenos ou completamente calcificados, canais radiculares não negociáveis, cálculos pulpares extensos são indicações de cirurgia endodôntica. A perfuração durante o acesso, a perda de comprimento durante a instrumentação, o ledging e a separação de instrumentos são complicações iatrogénicas do tratamento associadas ao tratamento de canais calcificados. Nestes casos, o dentista pode tentar restaurar a função do dente com procedimentos como a cirurgia endodôntica, a reimplantação intencional (RI), a preparação da extremidade da raiz ou a restauração com implantes após a extração do dente **(Fig. 24)**.

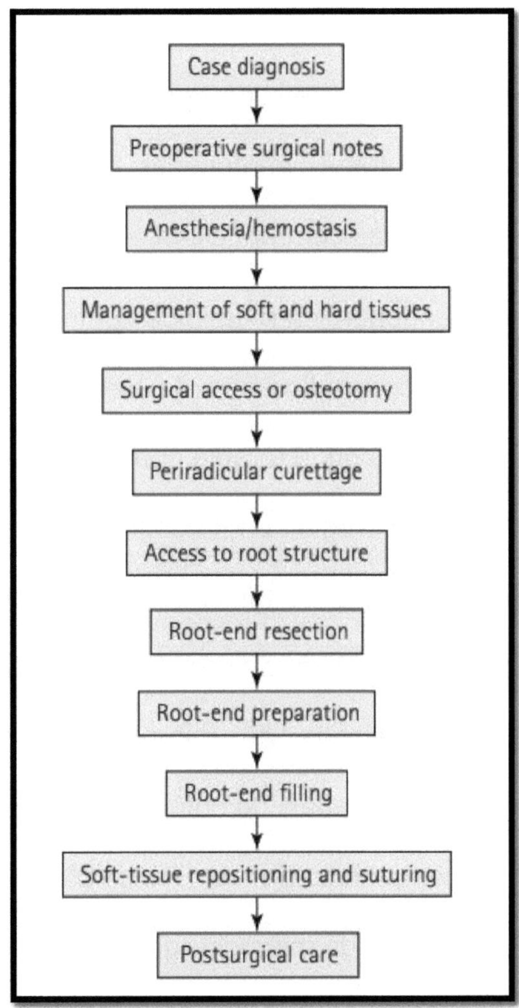

Figura 24: Etapas da endocirurgia

Cortesia: Grossman's endodontic practice 14th edition 2014.

MICROSURGIA

O Dr. Harvey Apothkar cunhou o termo microdentistry em 1980. A microcirurgia é definida como um procedimento cirúrgico em estruturas anatómicas excecionalmente pequenas e complexas com um DOM.

A microcirurgia endodôntica é definida como o tratamento efectuado nos ápices radiculares de um dente infetado, que não foi resolvido com a terapia convencional do canal radicular. A microcirurgia endodôntica incorpora alta ampliação, preparação ultra-sónica da extremidade da raiz e obturação da extremidade da raiz. O desenvolvimento e a utilização generalizada de microscópios dentários, microinstrumentos, materiais de obturação biocompatíveis e tomografia computorizada de feixe cónico (CBCT) facilitaram a utilização da microcirurgia endodôntica como uma abordagem alternativa com resultados previsíveis para as doenças endodônticas. Os canais radiculares podem ser obturados com precisão sob uma visão direta e clara para obter uma obturação de alta qualidade e melhorar a taxa de sobrevivência desses dentes.

Está bem estabelecido que a microcirurgia endodôntica é uma opção alternativa de tratamento de canais calcificados quando o tratamento tradicional do canal radicular falha, porque proporciona uma abordagem direta ao ápice da raiz.

Falcon *et al*[66] apresentaram um caso de um dente com obliteração do canal pulpar, com um abcesso apical crónico e uma aparente cirurgia apical prévia, que foi instrumentado e obturado utilizando um acesso endodôntico sem câmara, evitando a tradicional abordagem ortógrada ao sistema de canais radiculares. A abordagem em linha reta foi realizada de forma retrógrada e a instrumentação do canal foi efectuada utilizando limas em U activadas por ultra-sons. A obturação do canal foi efectuada com a técnica de condensação vertical quente seguida da colocação de um retroseal apical.

PREPARAÇÃO DA EXTREMIDADE DA RAIZ

Schindler & Gullickson[67] concluíram que a cirurgia periapical ou a ressecção da extremidade da raiz e a obturação retrógrada devem ser efectuadas quando um canal não pode ser localizado e o tratamento endodôntico não pode ser efectuado até um nível aceitável.

As etapas da gestão da extremidade da raiz são

> Determinação da necessidade de ressecção e obturação da extremidade da raiz

> Ressecção da extremidade da raiz

> Preparação da superfície da extremidade da raiz

> Condicionamento raiz-extremidade

> Obturação da extremidade da raiz

Na cirurgia endodôntica moderna, geralmente são removidos 3 mm da extremidade da raiz, e o plano de ressecção é feito perpendicularmente ao longo eixo do dente para controlar melhor a infeção, reduzir a exposição dos túbulos dentinários, minimizar a possibilidade de microinfiltração e conservar os tecidos dentários remanescentes. A operação perto de estruturas anatómicas importantes aumenta a complexidade do procedimento. A ressecção precisa da ponta da raiz é difícil de conseguir devido ao campo de visão limitado, à perspetiva incómoda e à interferência de hemorragias, entre outros factores. No entanto, com a introdução da CBCT e da navegação estática e dinâmica, a taxa de sucesso da endodontia cirúrgica aumentou de 44,2-53,5% para 90,5-31,1%.[67]

Atualmente, o MTA está a ser utilizado como material de obturação convencional da extremidade radicular durante os procedimentos de IR e na cirurgia apical. Uma meta-análise dos materiais de obturação radicular revelou que a amálgama estava associada a uma taxa de sucesso inferior à do IRM, Super-EBA ou MTA, enquanto um estudo clínico prospetivo mostrou que a cirurgia periapical utilizando o MTA como material de obturação radicular apresentava uma elevada taxa de sucesso.

Quando os resultados foram comparados, a taxa de sucesso global da cirurgia perirradicular com preenchimento da extremidade radicular com MTA (88,8) foi muito superior à do IR (68,7%).

Furich *et al.*[68] descreveram o tratamento cirúrgico em um dente traumatizado que apresentava calcificação do canal pulpar (CCP) e patologia periapical. Três meses após um paciente ter sofrido lesões por luxação no incisivo central mandibular direito, observou-se radiograficamente a calcificação completa dos canais radiculares, além de uma imagem radiográfica compatível com periodontite apical. O tratamento escolhido foi a cirurgia endodôntica e o selamento radicular apical com cimento endodôntico de agregado trióxido mineral. Após 4 meses, o dente apresentava reparo apical completo. Concluíram que a cirurgia endodôntica é um procedimento indicado especificamente para casos de impossibilidade de tratamento endodôntico convencional, como em dentes com PCC.

Outro caso semelhante foi relatado por Moura *et al*[69] , que mostrou metamorfose calcificada da polpa de um incisivo lateral esquerdo mandibular e necrose pulpar concomitante de ambos os incisivos centrais num único trauma. Havia uma grande lesão periapical associada aos dentes. Foi realizado tratamento endodôntico convencional nos dentes com necrose pulpar, mas o canal com metamorfose calcificada não pôde ser negociado com limas endodônticas. A lesão periapical foi removida cirurgicamente. Durante o procedimento cirúrgico, os ápices radiculares do dente calcificado, bem como de outros dentes, foram removidos e a cavidade retrógrada foi preparada e preenchida com cimento de ionómero de vidro, ou seja, foi feita apicectomia. O defeito ósseo foi preenchido com cristal de hidroxiapatita de cálcio. Seis meses depois, os dentes estavam assintomáticos e o acompanhamento radiológico mostrou uma cicatrização gradual da cavidade óssea.[69]

REPLANTAÇÃO INTENCIONAL

A reimplantação intencional (RI) é uma abordagem cirúrgica que consiste na extração controlada de um dente. Este é reposicionado no seu alvéolo original após ter sido tratado endodonticamente por via extra-oral.

Majid *et al*[54] concluíram que o reimplante intencional dos dentes calcificados necróticos pode ser considerado como uma alternativa à extração de dentes, especialmente para os dentes de raiz única e quando os procedimentos endodônticos não cirúrgicos e cirúrgicos parecem impossíveis.

Irfan *et al*[70] apresentaram um caso de tratamento bem sucedido de um primeiro pré-molar superior esquerdo com canais calcificados que não puderam ser negociados e instrumentados com modalidades de tratamento convencionais, tendo sido, por conseguinte, submetido a reimplantação intencional.

Protocolo clínico

1. O primeiro passo na IR é a extração cuidadosa do dente de uma forma atraumática que deve manter intactas as placas corticais vestibulares/lingual.

2. Durante o procedimento de IV, o dente deve ser segurado pela área da coroa para evitar qualquer contacto com a superfície da raiz. Recomenda-se a cobertura do alvéolo com gaze esterilizada para evitar a contaminação com saliva.

3. Para manter a humidade do dente, tem sido defendida a irrigação constante ou a imersão do dente em água esterilizada. Foi afirmado que as paredes do alvéolo não devem ser curetadas, porque algumas partes do PDL ainda estão ligadas a essas paredes, o que pode ajudar na cicatrização.

4. As raízes devem ser examinadas para detetar alguns defeitos, tais como fissuras ou perfurações.

5. A utilização de anéis, lentes de ampliação e a realização de radiografias podem ser úteis para o diagnóstico destes defeitos.

6. Em alguns casos, é necessário ressecar 2 a 3 mm da extremidade da raiz com uma broca de diamante de alta velocidade e, em seguida, pode ser preparada uma cavidade retrógrada. A profundidade da cavidade não deve ser superior a 3 a 5 mm. No entanto, Sherman[71] recomendou que não se removessem os ápices, uma vez que isso pode levar à reabsorção da raiz.

7. Foram recomendados vários materiais de obturação da extremidade radicular. Estes materiais são o cimento Super-EBA, IRM, ZOE, amálgama esférica ou sem zinco, agente de ligação à dentina e guta-percha.

8. Após a recolocação do dente no seu encaixe original, recomenda-se a realização de uma radiografia PA para confirmar a verdadeira posição.

9. O assentamento verdadeiramente completo seria melhorado se se pedisse ao doente para morder um rolo de algodão ou uma lâmina de língua com uma pressão firme e suave. Uma preocupação muito importante neste procedimento é o tempo extra-oral, que deve ser reduzido tanto quanto possível.

10. O ajuste oclusal é outra parte deste tipo de tratamento que deve ser efectuado após o procedimento de reimplantação. No entanto, Koenig *et al*[72] afirmam que os dentes reimplantados não precisam de estar fora de oclusão.

11. Além disso, o doente deve ser informado sobre a importância do controlo da placa bacteriana através da utilização da escova de dentes e de métodos

químicos como a clorexidina, iodopovidona, solução de Kasdenol e água salgada.

12. O passo final desta consulta é a estabilização do dente reimplantado. Pode ser necessária uma tala para eliminar a mobilidade excessiva do dente e para ajudar a cicatrização inicial da PDL. Para este efeito, as talas flexíveis são mais vantajosas do que as rígidas, uma vez que é necessário um pouco de mobilidade para ajudar a cicatrização periodontal. Deve ser dito que a esplintagem semi-rígida pode permitir a mobilidade fisiológica do dente e, portanto, pode resultar num arranjo funcional das fibras do PDL. Por outro lado, a imobilização rígida pode resultar em anquilose.

13. Nalguns estudos, o Emdogain foi utilizado na superfície da raiz e no alvéolo antes da reimplantação para reduzir a possibilidade de reabsorção radicular.

Os exames clínicos e radiográficos após a IR são obrigatórios.

ENDODONTIA GUIADA

De acordo com as diretrizes de avaliação da dificuldade dos casos da AAE, a ausência de canais visíveis nas radiografias, que provoca calcificação, é classificada como um caso de elevada dificuldade. Com isto em mente, o profissional deve estar preparado para encontrar desafios reais quando se trata de tratar um canal obliterado. Os dentes com obliteração do canal podem dificultar o acesso fácil ao canal pulpar, levando à dificuldade de negociação do canal radicular completo, o que pode resultar em erros iatrogénicos, como a separação e perfuração de instrumentos, comprometendo a estrutura sã do dente.

SISTEMA DE NAVEGAÇÃO ESTÁTICO

Para minimizar estas dificuldades processuais, Krastl *et al*[48] propuseram uma abordagem contemporânea, a endodontia guiada, para a deteção precoce e negociação de dentes com MC. A abordagem endodôntica guiada é uma combinação de um exame "CBCT" e um "exame de superfície intra-oral" utilizando um software de planeamento de implantes virtuais.

As etapas da terapia endodôntica guiada após a CBCT são

1. Determinação da curvatura do canal radicular

2. Determinação da profundidade da calcificação e instrumentação

3. Determinação da localização do orifício calcificado do canal radicular

4. Determinação do ângulo de instrumentação para canais calcificados

- Assim que a posição do canal radicular é identificada na TCFC, é concebida uma guia virtual após a fusão das imagens tridimensionais (3D) e da TCFC. Em seguida, os dados são exportados como um ficheiro de linguagem de tesselação padrão (STL) e enviados para uma impressora 3D para fabrico. Não existem recomendações específicas para o desenho da guia, desde que esta seja estável na boca. De facto, existe uma variedade de desenhos na literatura até agora - guias fraccionadas que incluem apenas alguns dentes à volta do alvo, ou guias de arcada completa com ou sem pinos para aumentar a estabilidade.

- Clinicamente, o guia é posicionado nos dentes e, de seguida, é utilizada uma broca específica para penetrar na porção obliterada do canal radicular. O diâmetro da broca pode variar entre 0,75 e 1,5 mm, e é orientada pela guia impressa e por uma manga metálica incorporada para obter um acesso minimamente invasivo à porção apical. **(Fig. 25)**

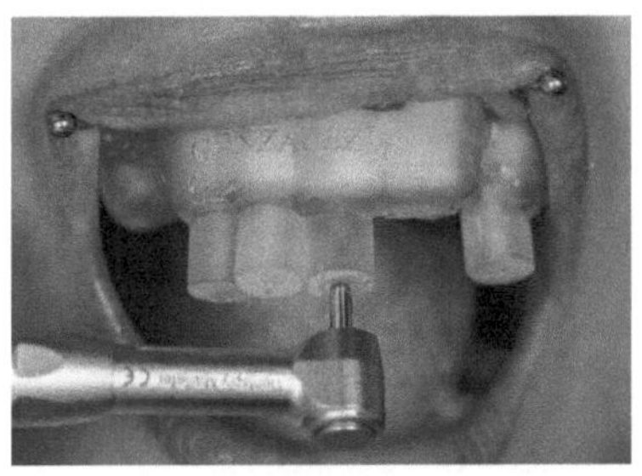

Figura 25: Stent 3D para endodontia guiada

Cortesia:

https://www.oralhealthgroup.com/features/dynamic-navigation-for-orthograde-and-retrograde-endodontics/

- Depois de chegar ao canal, é utilizada uma lima K #10 combinada com um localizador apical para testar a permeabilidade do canal e determinar o comprimento de trabalho. É então efectuada uma radiografia para confirmar o comprimento de trabalho.

- Após este procedimento, o profissional retoma o seu tratamento endodôntico com a moldagem e limpeza do canal como habitualmente.

SISTEMA DE NAVEGAÇÃO DINÂMICO

A navegação dinâmica com seguimento de movimento permite que o sistema siga a posição do paciente e da peça de mão dentária ao longo do procedimento. A posição ideal da broca é planeada virtualmente pelo cirurgião utilizando o conjunto de dados da CBCT carregados no software de planeamento. Os sensores ligados à peça de mão cirúrgica e à cabeça ou aos dentes do doente transferem informações espaciais 3D para um estereo-rastreador. **(Fig. 26)**

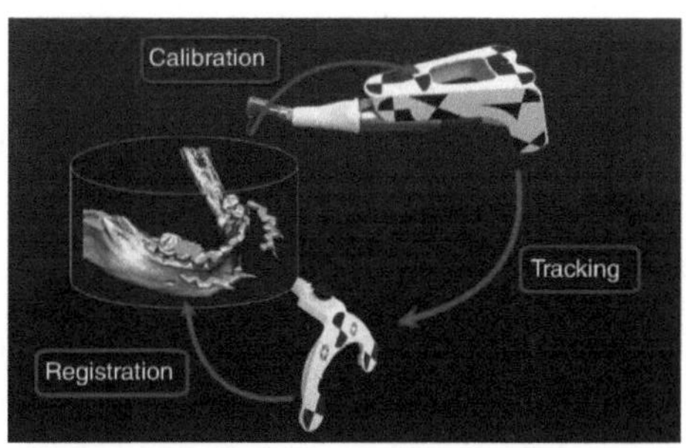

Figura 26: Sistema de navegação dinâmica
Courtesy: https://link.springer.com/chapter/10.1007/978-3-030-55281-7_9

Dianat *et al*[73] apresentaram um caso clínico para comparar a exatidão e a eficiência de um sistema de navegação dinâmica (X-Nav Technologies, LLC, Lansdale, PA, EUA) com um método padrão à mão livre para localizar canais calcificados em dentes humanos de raiz única num ambiente *ex-vivo*.

- Para simular maxilares parcialmente dentados, os dentes foram montados com material de registo de mordida de polivinilsiloxano (PVS) (Regisil® Rigid, Dentsply Sirona Restorative, York, PA, EUA) em maxilares e mandíbulas de cadáveres secos nas suas posições anatómicas correspondentes.

- Um pequeno dispositivo termoplástico (X-clip, X-Nav Technologies, LLC, Lansdale, PA, EUA) com 3 marcadores fiduciais radiopacos foi moldado nos molares de um lado da arcada e foi efectuada uma TCFC de uma arcada (CS 9300, Carestream LLC, Atlanta, GA, EUA) com uma resolução de 0,090 mm.

- O X-clip segurava a estrutura de referência dinâmica (DRF) ou os dispositivos de seguimento durante a preparação da cavidade de acesso. O conjunto de dados DICOM do exame CBCT foi carregado para o software de planeamento DNS e o ponto de entrada da perfuração, o ângulo, o percurso e a profundidade das brocas foram virtualmente planeados

- As cavidades de acesso foram efectuadas sob a orientação total do sistema X-guide.

- A preparação da cavidade de acesso foi concluída quando o operador determinou que o canal estava localizado utilizando uma lima K #10.

- A negociação do canal foi confirmada por uma radiografia periapical com uma lima K #10 colocada no interior do canal até ao comprimento de trabalho estimado.

- Após a preparação do acesso, foi efectuado um exame CBCT pós-operatório com os mesmos parâmetros de exposição que as imagens CBCT pré-operatórias.

Em comparação com o grupo de mão livre, o sistema de navegação dinâmica foi mais preciso e mais eficiente na localização de canais em dentes humanos calcificados, quando comparado com a técnica de mão livre. Este novo sistema resultou numa remoção significativamente menor da estrutura dentária e num tempo de operação mais curto.[30]

A CBCT é uma modalidade de imagiologia revolucionária na era recente da investigação, fornecendo uma visão 3D e detalhes finos através de secções finas dos planos axial, sagital e coronal do dente envolvido. A tecnologia de navegação cirúrgica assistida por computador também foi incorporada. Prevê-se que a utilização de procedimentos guiados por CBCT aumente no futuro e expanda a sua utilização para a negociação e gestão de anatomia aberrante. Atualmente, foi desenvolvido um novo programa de software, 3D Endo (Dentsply Sirona), para ser utilizado com os conjuntos de dados de CBCT para avaliar os canais radiculares, incluindo as calcificações. Este software permite que o clínico visualize a anatomia do canal radicular, avalie os diâmetros iniciais do canal e determine as medições do comprimento de trabalho.[74]

A endodontia micro-guiada proporciona uma técnica precisa, rápida e independente do operador, sem a remoção indesejada de esmalte e dentina. Devido ao rápido progresso tecnológico na medicina dentária, a endodontia guiada pode tornar-se padrão no futuro e pode também ser estabelecida em práticas endodônticas.[12] Esta técnica endodôntica micro-guiada provou ser altamente exacta e precisa. Estudos *in-vitro* e *ex-vivo* provaram a exatidão desta técnica ao não mostrarem diferenças significativas entre o percurso de perfuração planeado e executado. Além disso, no seu estudo *in-vitro* que envolveu 60 dentes impressos em 3D, Connert *et al*[75] demonstraram que a exatidão desta técnica não depende da experiência do operador, provando assim a sua reprodutibilidade. É um método seguro e clinicamente viável para localizar canais radiculares e prevenir a perfuração radicular de dentes calcificados, mesmo que ocorram pequenos desvios durante o tratamento. Para uma abordagem mais segura, a orientação ideal da broca deve ser cuidadosamente estudada durante o planeamento, mantendo sempre uma zona de segurança à volta do acesso de perfuração. Um estudo *ex-vivo* envolvendo 84 dentes extraídos, efectuado por Wu *et al*[76], demonstrou que o tratamento de dentes anteriores e pré-molares com uma guia provoca menos desvios no acesso do que no tratamento de molares. Não se registou qualquer diferença entre dentes anteriores e pré-molares. Enquanto a taxa de sucesso foi de 80% com a utilização de pontas ultra-sónicas e microscópios por endodontistas especializados, os tratamentos bem sucedidos tornaram-se muito mais elevados com a abordagem micro-guiada, mesmo quando utilizada por médicos de clínica geral ou dentistas inexperientes. Portanto, esta técnica é fácil e pode ser efectuada sem a necessidade de um microscópio dentário. No entanto, não exclui os riscos normalmente encontrados durante o tratamento endodôntico (fratura do instrumento, sobreextensão, bordos, fecho de correr). O objetivo desta técnica é facilitar o acesso ao canal e não garante o sucesso do tratamento.

Além disso, esta técnica reduz a perda desnecessária de substância durante o acesso. A utilização de uma broca fina (<1 mm) é melhor do que a utilização de uma broca grossa (>1 mm), para minimizar as microcrateras e o aquecimento do dente. Além disso, um estudo comparativo realizado em 48 dentes anteriores impressos mostrou que o tratamento convencional causou uma média de 49,9 mm^3 de perda de substância, em comparação com apenas 9,8 mm^3 com a técnica guiada, quando efectuada por três operadores com diferentes níveis de experiência. Este mesmo estudo também mostrou a diferença no tempo despendido neste tratamento, com uma média de 21,8 minutos para o tratamento convencional, com dentistas inexperientes a demorarem até 27 minutos para terminar o tratamento, e apenas 11,3 minutos para o tratamento guiado.

Atualmente, estão a ser desenvolvidas novas formas de guias, casquilhos e brocas especificamente para as técnicas guiadas. Além disso, estão a surgir novos programas informáticos como o coDiagnostiX (Dental wings, Straumann, Suíça) e o SICAT endo (Dentsply Sirona, Pensilvânia, EUA) para facilitar o planeamento do tratamento do acesso e o desenho da guia. Desta forma, esta técnica tornar-se-á mais acessível a todos os endodontistas e médicos de clínica geral que praticam endodontia nas suas clínicas privadas. Mesmo quando o médico não possui uma CBCT e uma máquina CAD/CAM no consultório, deve considerar a opção. A CBCT pode ser uma grande ajuda no planeamento do tratamento devido à informação que fornece, mesmo que o médico opte por um tratamento convencional, e pode ser utilizada uma impressão convencional tão eficazmente como a digital, sendo o molde posteriormente digitalizado no laboratório.

Krastl *et al.* e Connert *et al.*[48,75] afirmaram que a técnica endodôntica guiada poderia ser restrita aos dentes anteriores, devido à acessibilidade e à presença de curvaturas. No entanto, Lara-Mendes *et al*[77] , demonstraram que era possível realizar o procedimento de acesso radicular guiado em molares, pois no estudo citado a guia de acesso foi utilizada nos segundos e terceiros molares. Portanto, a técnica endodôntica guiada é viável para ser utilizada em dentes posteriores, desde que o paciente não apresente limitações de abertura bucal.

Yang *et al*[78] realizaram um estudo em 16 canais calcificados (12 calcificados no terço superior, 4 calcificados no terço médio) e verificaram que, com a ajuda de CBCT, DOM e instrumento ultrassónico, todos foram negociados com sucesso. Foi alcançada uma taxa de sucesso de 100%.

Kaur *et al*[79] apresentaram um relato de caso para descrever a utilização de endodontia guiada num incisivo lateral maxilar calcificado, utilizando uma broca de pequeno diâmetro. Neste relato de caso, foram utilizadas dimensões de broca de 0,6 mm para acesso e preparação biomecânica com limas manuais para uma abordagem ultraconservadora. O diâmetro mais pequeno da broca provocou um menor desvio da linha reta de acesso e uma menor produção de calor.

ABORDAGEM CIRÚRGICA

CIRURGIA ENDODÔNTICA GUIADA

Um estudo *ex-vivo* anterior realizado com dentes humanos extraídos indicou que a "técnica endodôntica guiada" permitiu uma preparação precisa da cavidade de acesso e mostrou uma influência negligenciável do operador, reduzindo a "sensibilidade da técnica" dependente do operador. Também foi relatado que o modelo de guia foi utilizado com sucesso em ressecções de extremidades de raízes, mostrando maior precisão e reduzindo o desconforto do paciente e o tempo de cirurgia em 30%.

Kwak *et al*[80] apresentaram um relato de caso de microcirurgia endodôntica utilizando a férula-guia, que pode direcionar com precisão a posição do ápex para o tratamento de um dente anterior com canal calcificado, que não era tratável com a terapia convencional do canal radicular e que não era possível localizar a posição do ápex devido à ausência de fístula.

1. O molde de estudo feito por impressão de alginato foi digitalizado e transformado em dados digitais utilizando um scanner de mesa (Identica Blue; Medit Co., Seul, Coreia).

2. Tanto os dados da TCFC como os dados digitais obtidos do molde de estudo do doente foram importados para o software de planeamento de implantes (In2Guide; Cybermed Co., Seul, Coreia). Os dois conjuntos de dados foram fundidos para a imagem do dente, pelo que a férula cirúrgica foi concebida em conformidade.

3. O modelo de guia foi concebido para cobrir 5 dentes com o incisivo central superior esquerdo colocado no meio. Entre as várias brocas-guia com diferentes diâmetros contidas no kit de implantes In2Guide Universal (Cybermed Co.), que é compatível com a férula-guia, foi selecionada uma broca de pino de ancoragem com 1,5 mm de diâmetro para atingir o ápice da raiz e foram concebidos casquilhos para acomodar a broca de pino de ancoragem no interior da férula.

4. A posição e a direção da manga foram determinadas tendo em conta a angulação da broca acessível, bem como a acessibilidade para uma profundidade de preparação mínima de 3 mm.

5. Por fim, foi mais uma vez confirmado se a broca aponta com precisão para a raiz alvo sem danificar a raiz adjacente ou as estruturas vitais circundantes.

6. O modelo de guia concebido foi exportado sob a forma de ficheiro StereoLithography (STL) e impresso

numa impressora 3D (Objet 260; Stratasys Co., MN, EUA).

7. Tal como na cirurgia oral convencional, foi prescrito ao doente amoxicilina (250 mg) e ibuprofeno (400 mg) 1 hora antes da cirurgia.

8. Antes de iniciar a microcirurgia, a guia cirúrgica foi aplicada na zona anterior superior para verificar a sua adaptação. A abertura incisal da guia foi útil para uma adaptação completa entre o dente e a guia.

9. O desenho do retalho de Leubke-Oschenbein foi aplicado após uma ampla anestesia local (lidocaína a 2% com epinefrina 1:80.000; Huons, Seongnam, Coreia) para uma invasão mínima. Todos os procedimentos cirúrgicos foram realizados com um microscópio operatório (OPMI PICO; Carl Zeiss, Göttingen, Alemanha).

10. Sob a aplicação do guia, o local cirúrgico foi perfurado a 3 mm de profundidade com um instrumento rotativo reto de 2 mm. Depois de remover a guia, o osso

vestibular perfurado foi verificado. Apenas o osso bucal apical foi novamente preparado com um instrumento reto rotativo redondo n.º 6 (n.º 6; Prima Classic Prima Dental Group, Gloucester, Reino Unido) sob irrigação destilada. A ponta da raiz exposta foi confirmada com azul de metileno.

11. Em seguida, a ponta da raiz foi finalmente preparada e removida com uma broca de diamante de alta velocidade. Após a remoção de todos os tecidos inflamatórios, as superfícies radiculares ressecadas foram então coradas com azul de metileno e inspeccionadas com microespelhos (Obtura Spartan, Fenton, MO, EUA) com uma ampliação de 20 vezes para detetar o espaço do canal.

12. A preparação da extremidade da raiz foi feita com pontas ultra-sónicas KIS (Obtura Spartan). O ProRoot MTA (Dentsply Tulsa Dental, Tulsa, OK, EUA) foi utilizado como material de preenchimento da extremidade radicular. O ProRoot MTA foi colocado

gradualmente sob controlo da hemorragia, após o que o local da ferida foi fechado e suturado com suturas de monofilamento 5 × 0. Foi efectuada uma radiografia pós-operatória e comparada com a radiografia pré-operatória. Foram necessários apenas 30 minutos para toda a operação.

A microcirurgia endodôntica utilizando a férula-guia demonstrou uma maior precisão em relação a uma operação manual livre. Além disso, a própria férula-guia pode atuar como retractor de tecidos moles, ajudando a evitar danos iatrogénicos nos tecidos moles. É geralmente aceite que é mais vantajoso utilizar a férula-guia nos casos clínicos em que existe uma patologia apical com sintomas clínicos, mas que não pode ser tratada com a terapia convencional do canal radicular devido à calcificação do canal e à ausência de fístula, o que ajuda a identificar a posição do ápice radicular.

Em comparação com a abordagem convencional, a microcirurgia endodôntica utilizando o modelo de guia tem muitas vantagens:

1) o ápice da raiz pode ser localizado com maior exatidão através do fornecimento de um orifício de perfuração, o que resultará numa preparação minimamente invasiva,

2) o tempo cirúrgico e o volume de preparação óssea podem ser significativamente reduzidos,

3) a cicatrização pós-operatória é mais favorável e a redução do risco de infeção conduz a um melhor prognóstico, e

4) podem ser esperados resultados mais previsíveis e menos sensíveis à técnica, independentemente da experiência do médico. Por conseguinte, também pode ser utilizado para fins educativos.[80]

RESUMO

Os traumatismos dentários (TDI) são um problema de saúde pública que exige um diagnóstico, um planeamento do tratamento e um acompanhamento adequados para garantir um resultado favorável. Os incisivos centrais e laterais superiores são os dentes mais afectados pelos traumatismos. Após um TDI, podem ocorrer diferentes reacções da polpa dentária, tais como necrose pulpar, reabsorção interna ou obliteração do canal pulpar. A obliteração do canal pulpar (OPC), também conhecida como metamorfose calcificada, é uma sequela de traumatismos dentários e geralmente afeta os dentes anteriores de adultos jovens. De acordo com a Associação Americana de Endodontistas, a metamorfose calcificada consiste numa resposta da polpa ao trauma caracterizada pela rápida deposição de tecido duro no interior do canal radicular e no espaço da câmara pulpar. No entanto, o mecanismo fisiopatológico exato da PCO é ainda desconhecido. Esta condição é mais frequentemente identificada através da descoloração do dente ou incidentalmente em radiografias de rotina. Na maioria dos casos, a OCP é reconhecida clinicamente pelo menos um ano após a lesão, em contraste com os três meses da necrose pulpar. Isso mostra a importância do acompanhamento clínico e radiográfico dos dentes traumatizados ao longo do tempo.

Holcomb e Gregory concluíram que parece não haver correlação entre a quantidade de descoloração do dente e o grau de obliteração. Vários estudos tentaram investigar a relação entre a descoloração cinzenta da coroa do dente e a necrose pulpar e concluíram que a descoloração do dente não tem valor de diagnóstico no que respeita à avaliação da condição pulpar. É aceite que os testes de sensibilidade dos dentes com obliteração da polpa não são fiáveis. Enquanto alguns dentes com OPC apresentam valores de limiar para o teste da polpa eléctrica (EPT) mais elevados do que os dentes com polpa normal, outros não são sensíveis. Isso traz dificuldades na interpretação da condição pulpar, pois uma resposta negativa ao EPT não implica automaticamente em necrose pulpar. Com base nos resultados do estudo de Oginni *et al.*, os dentes com obliteração completa da polpa foram mais não responsivos ao EPT do que os dentes com obliteração parcial da polpa.

Embora a necrose pulpar seja considerada a complicação final da OCP, foi um achado incomum. A incidência de necrose pulpar em dentes permanentes com OPC variou de 1% a 16%, após um período médio de observação de 3,4 a 16 anos. Um estudo recente, incluindo 276 dentes com OPC, relatou uma prevalência de 27,2% de necrose pulpar. Robertson *et al* sugeriram que o risco de desenvolvimento de necrose pulpar em dentes com OPC aumenta com o tempo, enquanto a acessibilidade para a intervenção endodôntica se torna mais restrita.

Estabelecer um plano de tratamento para um dente diagnosticado com metamorfose calcária é uma tarefa difícil. A questão que se coloca é se deve ser implementada uma abordagem invasiva ou uma abordagem mais conservadora, baseada na espera vigilante, se o dente estiver assintomático. Enquanto alguns autores recomendam o tratamento endodôntico assim que o OPC é diagnosticado radiograficamente, a maior parte da literatura sustenta que a endodontia profilática, como uma abordagem de tratamento de rotina, não se justifica. Em vez disso, recomenda-se que esses dentes sejam monitorados clínica e radiograficamente, e que o tratamento de canal só seja iniciado após o desenvolvimento de doença periapical ou sintomas clínicos. Estas considerações baseiam-se na incidência relativamente baixa de necrose pulpar e na taxa global de sucesso do tratamento endodôntico não cirúrgico em dentes com OPC, que tem demonstrado ser de cerca de 80%.

A literatura menciona quatro opções de tratamento possíveis para gerir a descoloração: branqueamento externo ou vital; RCT profilático seguido de branqueamento interno combinado ou não com branqueamento externo (técnica de branqueamento inside-outside); branqueamento interno e externo sem RCT como mencionado por Lise *et al* e restaurações de cobertura total ou parcial extracoronárias.

Após a falha de outras modalidades de tratamento, a intervenção cirúrgica pode ser uma possibilidade. Dada a dificuldade no seu tratamento, recomenda-se que os dentes com sinais de obliteração sejam encaminhados para um Endodontista que, com formação especializada, ampliação, equipamento adequado e conhecimento pormenorizado da anatomia dentária, possa tratar estes casos com o mínimo de erros, proporcionando assim um melhor prognóstico.

REFERÊNCIAS

1. Andersson L. Epidemiologia das lesões dentárias traumáticas. J Endod. 2013;39(3 Suppl):S2-5.

2. Petti S, Glendor U, Andersson L. Prevalência e incidência de lesões dentárias traumáticas a nível mundial, uma meta-análise - mil milhões de pessoas vivas sofreram lesões dentárias traumáticas. Dent Traumatol. 2018;34(02):71-86.

3. Robertson A, Andreasen FM, Bergenholtz G, Andreasen JO, Noren JG. Incidência de necrose pulpar subsequente à obliteração do canal pulpar por trauma de incisivos permanentes. J Endod. 1996;2(2):557-60.

4. Holan G. Mineralização em forma de tubo na polpa dentária de incisivos primários traumatizados. Endod Dent Traumatol. 1998;14(6):279-84.

5. Lundberg M, Cvek M. Um estudo de microscopia ótica de polpas de incisivos permanentes

traumatizados com lúmen pulpar reduzido. Ata Odontol Scand. 1980;38(2):89-94.

6. Braitt AH. Tratamento endodôntico de dentes que sofreram metamorfose pulpar calcificada. Int J Health Res. 2023;2(2):11-8.

7. Siddiqui SH, Mohamed AN. Metamorfose Calcária: Uma Revisão. Int J Health Sci. 2016;10(3):437-42.

8. Alani AH, Bishop K. Dentina e polpa. Master Dentistry Volume 2: Restorative Dentistry, Paediatric Dentistry, and Orthodontics. 2ª ed. Edinburgh: Churchill Livingstone; 2009.80-1.

9. Sperber GH, Moreau JL. Estudo do número e localização de estruturas mineralizadas na polpa humana. Oral Surg Oral Med Oral Pathol Oral Radiol Endod. 2002;94(3):345-7.

10. Hekmatian E., Shokrgozar A., Maleki V. Avaliação da prevalência de cálculos pulpares em radiografias panorâmicas digitais de pacientes que se

dirigiram à escola dentária de Isfahan em 2013. J Isfahan Dent Sch. 2015;1(1):163-9.

11.   Bender I, Seltzer S, Soltanoff W. Sucesso endodôntico - uma reavaliação dos critérios. Oral Surg Oral Med Oral Path. 1996;2(2):790-802.

12.   Jannati R, Afshari M, Moosazadeh M, Allahgholipour SZ, Eidy M, Hajihoseini M. Prevalência de cálculos pulpares: Uma revisão sistemática e meta-análise. J Evid Based Med. 2019;12(2):133-9.

13.   Holcomb JB, Gregory WB Jr. Metamorfose calcificada da polpa: Sua incidência e tratamento. Oral Surg Oral Med Oral Pathol. 1967;24(6):825-30.

14.   Ghoddusi J. Alterações ultra-estruturais na polpa dentária de felinos com doença periodontal. Micro Res Tech. 2003;61(5):423-7.

15.   Mortazavi S, Shahriari S, Atashrazm P, Abdolrahimi M, Khoramian Tusi S. Avaliação de cálculos pulpares em dentes extraídos. J Dent (Shiraz). 2013;14(1):36-40.

16.   Levin, L, Day, PF, Hicks, L. International Association of Dental Traumatology guidelines for the management of traumatic dental injuries: Introdução geral. Dent Traumatol. 2020;3(6):309-13.

17.   Redfern R, Roberts CA, em Ortner's Identification of Pathological Conditions in Human Skeletal Remains (Terceira Edição), 2019.

18.   Associação Americana de Endodontistas e Academia Americana de Radiologia Oral e Maxilofacial. Declaração de posição conjunta da AAE e da AAOMR: utilização da tomografia computorizada de feixe cónico na endodontia, atualização de 2015. J Endod. 2015;41(9):1393-6.

19.   Russell BG. A polpa dentária na diabetes mellitus. Ata Pathol Microbiol Scand. 1967;70(2):319-20.

20.   Edds AC, Walden JE, Scheetz JP, Goldsmith LJ, Drisko CL, Eleazer PD. Pilot study of correlation of pulp stones with cardiovascular disease (Estudo

piloto da correlação de cálculos pulpares com doenças cardiovasculares). J Endod. 2005;3(1):504-6.

21.   Nayak M, Kumar J, Prasad LK. Uma correlação radiográfica entre distúrbios sistémicos e cálculos pulpares. Indian J Dent Res. 2010;21(3):369-73.

22.   Horsley SH, Beckstrom B, Clark SJ, Scheetz JP, Khan Z, Farman AG. Prevalência de calcificações da carótida e da polpa: Uma correlação utilizando radiografias panorâmicas digitais. Int J Comput Assist Radiol Surg. 2009;4(2):169-73.

23.   Ezoddini Ardakani F, Owlia MB, Hesami S, Hosseini P. A radiografia panorâmica digital como ferramenta útil para a deteção de perda óssea: Um estudo comparativo. Ata Med Iran. 2013;51(2):94-100.

24.   Sayegh FS, Reed AJ. Calcificação na polpa dentária. Oral Surg Oral Med Oral Pathol. 1968;25(6):873-82.

25. Ciftcioglu N, Ciftcioglu V, Vali H, Turcott E, Kajander EO. Rochas sedimentares na nossa boca: Pedras de polpa dentária feitas por nanobactérias. Instr Met Mis Astrobio. 1998;3(7):130-7.

26. Bains SK, Bhatia A, Singh HP, Biswal SS, Kanth S, Nalla S. Prevalência de cálculos pulpares coronais e sua relação com distúrbios sistémicos na população Punjabi do Norte da Índia Central. ISRN Dent. 2014;20(14):61-80.

27. Kumar S, Chandra S, Jaiswal J. Pulp calcification in primary teeth. J Endod. 1981;1(6):218-20.

28. Patterson SS, Mitchell DR. Metamorfose calcificada da polpa dentária. Oral Surg Oral Med Oral Pathol. 1965;20(2):94-101.

29. Panwar PS, Debkant J, Chowdary NG. Pulp stones as risk predictors for coronary artery disease: An intriguing, prevalence study. Res Cardiovasc Med. 2019;8(2): 54-8.

30.	Khojastepour L, Bronoosh P, Khosropanah S, Rahimi E. Pode a calcificação da polpa dentária prever o risco de doença cardiovascular isquémica? J Dent (Teerão). 2013;10(5):456-60.

31.	Yeluri G, Kumar CA, Raghav N. Correlação de cálculos na polpa dentária, artéria carótida e calcificações renais utilizando radiografia panorâmica digital e ultrassonografia. Contemp Clin Dent. 2015;6(Suppl 1):S147-S51.

32.	Ball RL, Barbizam JV, Cohenca N. Aplicações endodônticas intra-operatórias da tomografia computorizada de feixe cónico. J Endod. 2013;39(4):548-57.

33.	Li S, Li C, Du Y, Ye L, Fang Y, Wang C *et al.* Segmentação de dentes baseada em transformadores, identificação e reconhecimento de calcificação da polpa em CBCT. Conf. Int Med. Computação de Imagem e Intervenção Assistida por

Computador 2023. Cham: Springer Nature Switzerland.

34.   Jawahar G, Rao GN, Vennila AA. Correlação clinicopatológica de cálculos pulpares e sua associação com hipertensão e hiperlipidemia: Um estudo de prevalência de base hospitalar. J Pharm Bioallied Sci. 2021;13(Suppl 2):S1268-S74.

35.   HJ Blackwood. Reparação de tecidos em fracturas de raízes intra-alveolares. Oral Surg. 1959;9(4):78-9.

36.   Torneck CD. O significado clínico e o tratamento da obliteração pulpar calcificada. Alpha Omegan. 1990;83(4):50-4.

37.   Chugal NM, Clive JM, Spangberg LS. Um modelo de prognóstico para avaliação do resultado do tratamento endodôntico: Efeito de variáveis biológicas e de diagnóstico. Oral Surg Oral Med Oral Pathol Oral Radiol Endod. 2001;9(1):342-52.

38.   Almohaimede AA. A utilização da tomografia computorizada de feixe cónico na localização de canais calcificados durante o tratamento endodôntico. Saudi Endod J. 2018;8(3):217-21.

39.   A prática endodôntica de Grossman 14th edição 2014. Wolters Kluwer

40.   Langeland K. Tratamento da polpa inflamada associada a uma lesão cariosa profunda. J Endod. 1981;7(4):169-81.

41.   Heithersay GS. Ciclos de vida dos dentes traumatizados: observações a longo prazo de uma coorte de vítimas de traumatismo dentário. Aust Dent J. 2016;61(Suppl1):120-7.

42.   Mailart MC, Sakassegawa PA, Santos KC, Torres CRG, Palo RM, Borges AB. Acompanhamento de um ano comparando os resultados dos sistemas de clareamento caseiro e o impacto na satisfação do paciente: Ensaio clínico randomizado. J Esthet Restor Dent. 2021;33(8):1175-85.

43.	Soames JV, Southam JC. Oral Pathology. 4ª Ed. Oxford; 2008.

44.	Amir FA, Gutman JL, Witherspoon DE. Metamorfose calcificada: Um desafio no diagnóstico e tratamento endodôntico. Quint Int. 2001;32(6):447-55.

45.	Kumar D, Antony SDP. Calcified Canal and Negotiation-A Review (Canal Calcificado e Negociação - Uma Revisão). Res J Pharm Tech. 2018;11(8):44-52.

46.	Reis LC, Nascimento VDMA, Lenzi AR. Microscopia operatória - recurso indispensável para o tratamento da obliteração do canal pulpar: Relato de um caso clínico. Braz J Dent Traumatol. 2009;1(1):23-6.

47.	McCabe PS, Dummer PMH. Obliteração do canal pulpar: Um diagnóstico endodôntico e um desafio de tratamento. Int Endod J. 2011;4(5):177-97.

48. Krastl G, Zehnder MS, Connert T, Weiger R, Kuhl S. Endodontia guiada: Uma nova abordagem de tratamento para dentes com calcificação do canal pulpar e patologia apical. Dent Traumatol. 2016;3(2):240-6.

49. Ji Y, Min H, Shijie C, Xiaodong Z, Huazhe Y. Influência do EDTA na taxa de desmineralização da dentina: Tratamento da calcificação na terapia de canais radiculares. J Mater Sci Technol. 2014;30(7):692-8.

50. Kaswan S, Patil S, Maheshwari S, Rahman F, Khandelwal S. A relação entre calcificações pulpares e calcificações das glândulas salivares. Int J Exp Dent Sci. 2014;6(5):474-8.

51. Manso AP, De Morais DC, Yamamoto K, Owen G, de Carvalho RM, Palma-Dibb RG. Efeitos do uso prolongado de agentes branqueadores de venda livre no esmalte: Um estudo *in vitro*. Microsc Res Tech. 2022;85(3):1016-27.

52.   Lise DP, C Gutierrez C, da Rosa TP, Vieira LCC. Opções de clareamento para dentes calcificados pela polpa: Relato de casos clínicos. Oper Dent. 2014;39(6):572-7.

53.   Chaman C, Garg P, Tyagi SP. Canais radiculares - da concreção à patência. Saudi Endod J. 2015;5(2):132-9.

54.   Majid ZS e Elemam RF. Tratamento não cirúrgico do canal radicular do canal calcificado. Int J Dent Health Sci. 2016;2(1):225-9.

55.   Raghuvanshi S, Jain P, Kapadia H. Tratamento endodôntico de dentes anteriores permanentes traumatizados com canal radicular radiograficamente calcificado - relato de dois casos. IJOCR. 2015;3(3):43-9.

56.   Pedorella CA, Meyer RD, Woollard GW. Branqueamento de dentes anteriores calcificados não tratados endodonticamente. Gen Dent. 2000;48(3):252-5.

57.   Aldaijy MT, Alsahaly A. Tratamento estético da metamorfose calcificada completa: Um relato de caso. Int J Res Med Sci. 2018;6(11):3782-6.

58.   Gresnigt MMM, Cune MS, Schuitemaker J. Desempenho de facetas laminadas de cerâmica com selamento imediato da dentina: Um ensaio clínico prospetivo de 11 anos. Dent Mater. 2019;35(7):1042-52.

59.   Abdulrahman MS. Avaliação da capacidade de selamento das técnicas de revestimento direto versus direto-indireto: Um estudo *in vitro*. Biomed Res Int. 2021;22(1):1118-28.

60.   Suehara M, Sano Y, Sako R, Aida N, Fujii R, Muramatsu T *et al.* Endodontia microscópica em canal radicular infetado com estrutura calcificada: Um relato de caso. Bull Tokyo Dent Coll. 2015;3(3):89-90.

61.   Syrynska M, Durka-Zajac M, Janiszewska-Olszowska J. Prevalência e localização de dentículos

em radiografias panorâmicas. Ann Acad Med Stetin. 2010;56(2):55-7.

62. Chen G, Huang LG, Yeh PC. Deteção de cálculos pulpares calcificados em pacientes com doenças periodontais usando radiografias panorâmicas e periapicais digitais. J Dent Sci. 2022;17(2):965-72.

63. West JD. O Glidepath endodôntico: "Segredo da segurança rotatória". Dent Today. 2010;2(9):86-93.

64. Cassim I e van der Vyver PJ. A importância da preparação do trajeto de deslizamento em endodontia: Uma consideração dos instrumentos e da literatura. S Afr Dent J. 2013;6(8):322-7.

65. Chaniotis A e Ordinalo-Zapata R. Situação atual e direcções futuras: Gestão de canais curvos e calcificados. Int Endod J. 2022;55(Suppl. 3):656-84.

66. Falcão PA, Falcão CY, Abbasi F, Hirschberg CS. Acesso endodôntico sem câmara para

tratamento de incisivos centrais anteriores calcificados. J Endod. 2021;47(2):322-6.

67. Schindler B, Glicksman A, Ferder M, Casale P, Posner J, Kim R. 1457 anos de experiência microcirúrgica. Plast Reconstr Surg. 1997;100(2):355-63.

68. Furich MZ, Xavier CB, Cruz LE, Martos C. Calcificação do canal pulpar associada à lesão periapical como sequela de traumatismo dentário - Tratamento clínico-cirúrgico. Eur J Gen Dent. 2020;8(5):1-10.

69. Moura LB, Velasques BD, Silveira LFM, Martos J, Xavier CB. Abordagem terapêutica da calcificação do canal pulpar como sequela de avulsão dentária. Eur Endod J. 2017;2(1):1-5.

70. Irfan M, Saleh S, Bhatti UA, Maqsood S, Akbar T, Haq A. Gestão de um pré-molar maxilar com canais calcificados. MRJMMS. 2020;8(9):477-80.

71.   Sherman M, Haxhia E, Ibrahim M, Bhagavatula P. Cirurgia da extremidade radicular ou retratamento não cirúrgico: Existem diferenças nos resultados a longo prazo? J Endod. 2021;47(8):1272-7.

72.   Koenig KH, Nguyen NT, Barkhordar RA. Reimplante intencional: Um relato de 192 casos. Gen Dent. 1988;36(4):327-31.

73.   Dianat O, Nosrat A, Tordik PA, Aldahmash SA, Romberg E, Price JB *et al.* Exatidão e eficiência de um sistema de navegação dinâmico para localizar canais calcificados. J Endod. 2020;46(11):1719-25.

74.   Chong BS, Dhesi M, Makdissi J. Navegação dinâmica assistida por computador: Um novo método para endodontia guiada. Quint Int. 2019;50(3):196-202.

75.   Connert T, Krug R, Eggmann F. Endodontia guiada versus preparação de cavidades de acesso convencional: Um estudo comparativo sobre a perda

de substância utilizando dentes impressos em 3 dimensões. J Endod. 2019;45(3):327-31.

76.   Wu D, Shi W, Wu J, Wu Y, Liu W, Zhu Q. O tratamento clínico da terapia complicada do canal radicular com a ajuda de um microscópio operatório dentário. Int Dent J. 2011;6(1):261-6.

77.   Lara-Mendes STO, Barbosa CFM, Machado VC, Santa-Rosa CC. Nova abordagem para acesso minimamente invasivo em dentes anteriores severamente calcificados utilizando a técnica da endodontia guiada. J Endod. 2018;44(10):1578-82.

78.   Yang Y, Guo B, Guo L, Yang Y, Hong X, Pan H *et al*. Tratamento microscópico e ultrassónico assistido por CBCT para canais radiculares calcificados dos terços superior ou médio. Biomed Res Int. 2016;7(8):89-100.

79.   Kaur G, Venkatesh KV, Sihivahanan D. Endodontia microguiada: Um relato de caso de abordagem conservadora para a gestão de incisivos

laterais maxilares calcificados. Saudi Endo J. 2021;11(2):260-6.

80. Kwak SW, Ha JH, Cheung GS, Kim HC, Kim SK. Efeito do estabelecimento do percurso de deslizamento na geração de binário para as limas durante a instrumentação: Uma medição *in-vitro*. J Endod. 2018;44(3):496-500.

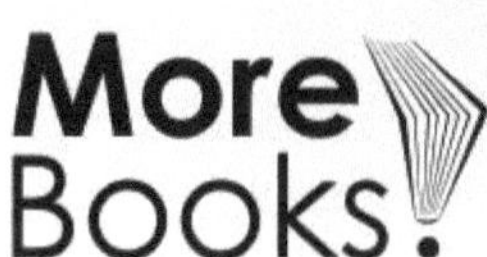

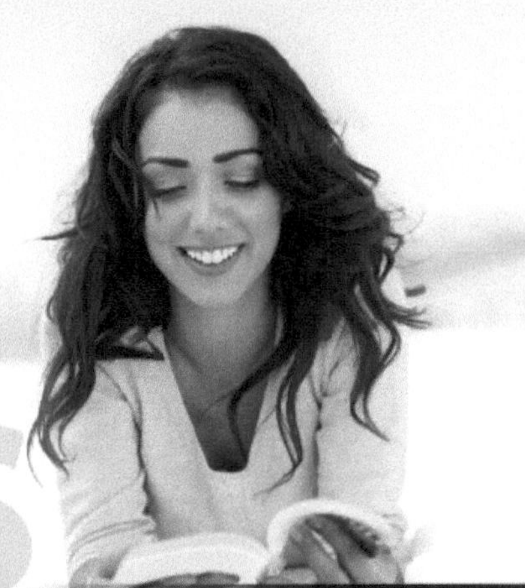

Buy your books fast and straightforward online - at one of world's fastest growing online book stores! Environmentally sound due to Print-on-Demand technologies.

Buy your books online at
www.morebooks.shop

Compre os seus livros mais rápido e diretamente na internet, em uma das livrarias on-line com o maior crescimento no mundo! Produção que protege o meio ambiente através das tecnologias de impressão sob demanda.

Compre os seus livros on-line em
www.morebooks.shop

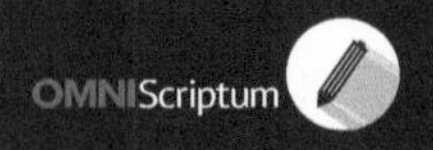

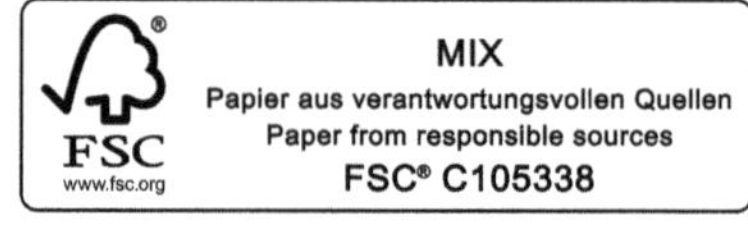

Printed by Books on Demand GmbH, Norderstedt / Germany